前立腺がんの治療の流れ

前立腺がんかも？

↓

精密検査を受ける

↓

診断について、
医師から説明を受ける

↓

情報を集める

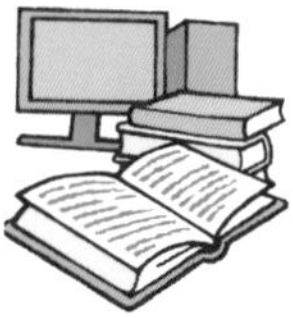

↓

治療を受ける病院を選ぶ

セカンドオピニオンを聞く
必須ではありません。
「…師の意見を聞きたい」
…ときに。

治療…

通院の場合

放射線療法、監視療法、ホルモン療法、化学療法など。主治医の指示に従って定期的に通院し、治療や検査を行います。つらいときは休みながら、できる範囲で仕事や家庭生活を続けましょう。

入院の場合

入院準備をする
↓
入院
↓
治療を受ける
↓
退院
↓
自宅での療養生活
↓
職場や家庭生活に戻る

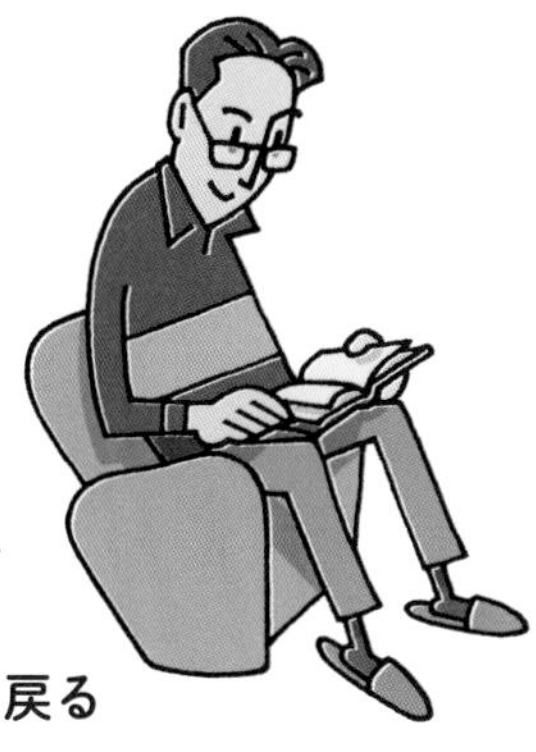

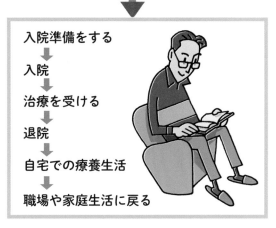

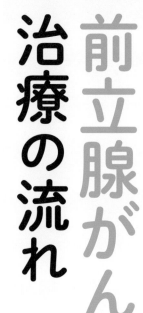

基本をCheck!

前立腺は膀胱の真下にあります

栗の実の形をした男性の生殖器

前立腺は、男性だけの生殖器です。大きさは親指と人さし指で輪をつくった程度で、しばしば「栗の実大」と表現されます。形も上から押しつぶした円錐状なので、ちょうど栗の実に似ています。

前立腺は膀胱の真下にあり、その中を膀胱からのびている尿道が貫いています。恥骨と直腸にはさまれているので、肛門から指を5㎝ほど入れて触診をすれば、直腸の壁を通してふれることができ、前立腺の様子がわかります。

前立腺は、「移行域」「中心域」「辺縁域」の3つに分かれています。一般的に、前立腺がんは、辺縁域に多く見られます。

思春期以降、ホルモンの作用で大きくなり始める

生後から幼少期まで、前立腺は小さいままです。しかし思春期を迎えると、内分泌系のコントロールをする視床下部・下垂体からの命令によって、精巣からテストステロンという男性ホルモンが大量に分泌され、前立腺が大きくなっていきます。

成人での重さは15～17gぐらいで、横幅は3・5㎝以内、前後の大きさは2・5㎝以内、尿道に沿った長さは3㎝以内であれば正常とされています。成人してから40歳くらいまでは、大きさはほぼ同じで機能も変わりません。しかし、60歳以降になると精巣からのテストステロン分泌機能が低下し、精子を守る前立腺液の分泌も減少します。

●前立腺の位置とつくり

横から見た垂直断面図

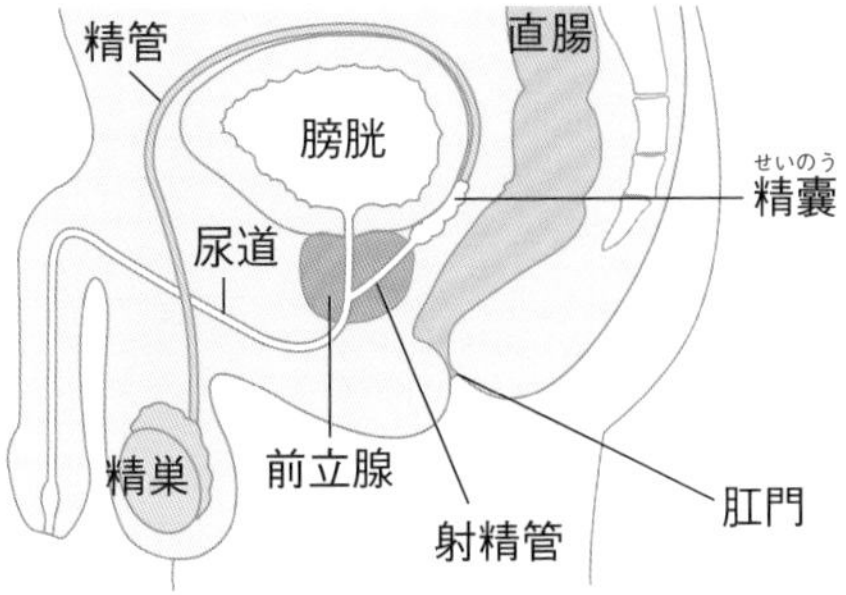

前立腺の位置

膀胱の出口部分に位置し、尿道をとり囲んでいる。前立腺の背側は直腸と接しており、検査では医師が肛門から指を入れて、直腸の壁越しに前立腺の大きさやかたさなどを調べることもできる。

正面から見た垂直断面図

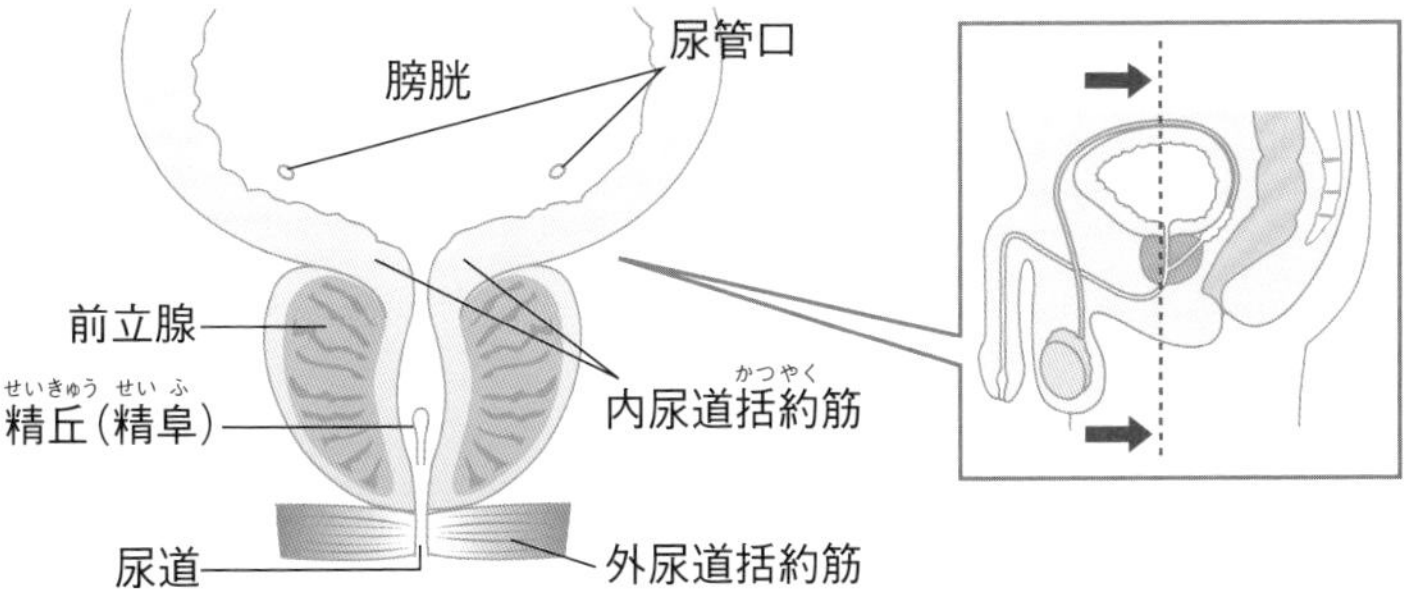

上から見た水平断面図

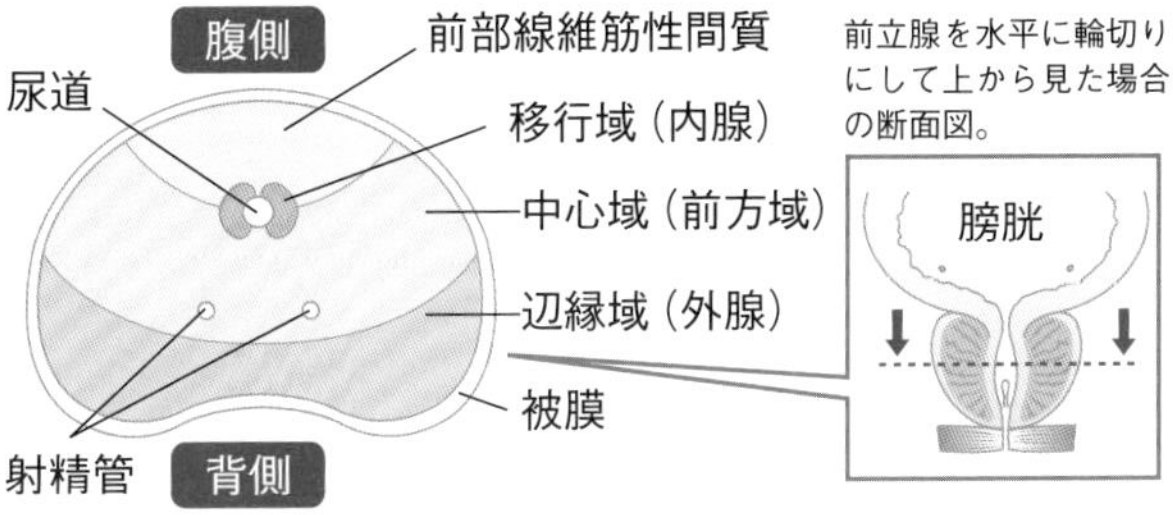

基本を
Check!

前立腺は排尿や射精をコントロールします

前立腺液の成分が精子を守る

思春期を迎えると、前立腺は、精液の約30％を占めるといわれる前立腺液を分泌するようになります。前立腺液は乳白色をした弱酸性の液体で、ミネラル、タンパク質、クエン酸など精子を守るさまざまな成分を含んでいます。

ミネラルの中で重要なのが亜鉛で、精子の運動に影響を与え、細菌などから守る役割があります。タンパク質で重要なのは、酸性ホスファターゼとPSA（前立腺特異抗原・51ページ参照）です。酸性ホスファターゼは全身の臓器に広く分布するリン酸エステル水解酵素で、特に前立腺に多く含まれています。PSA検査が普及する以前は、前立腺酸性ホスファターゼ（PAP）が前立腺がんの血液腫瘍マーカーとして用いられていました。

前立腺内に精液をため、一気に射精する

前立腺には、排尿をコントロールするという重要な役割もあります。射精の仕組みにも大きく影響しています。性的な興奮が高まると、男性の陰茎は勃起し、射精の準備が始まります。膀胱のすぐ下にある内尿道口は収縮したままなので、精液が膀胱内に入ることはありません。性的な興奮が高まり絶頂に達すると、精管や精嚢、前立腺、尿道をとり囲む筋肉などが激しく収縮運動を起こします。それにより、外尿道括約筋がゆるくなるので、前立腺内にたまった精液が勢いよく体外へ排出されるのです。

●どうやって尿が出る？

蓄尿時

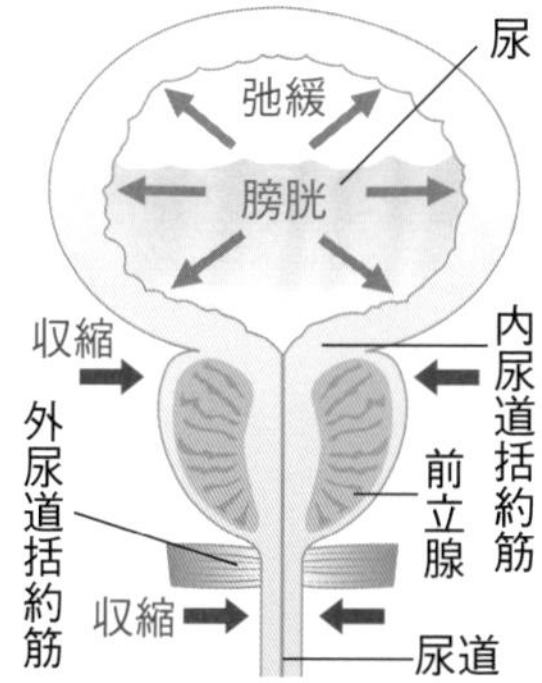

膀胱が空になると、交感神経が働いて膀胱が弛緩し、外尿道括約筋や前立腺が収縮するので尿がためられていく。

排尿時

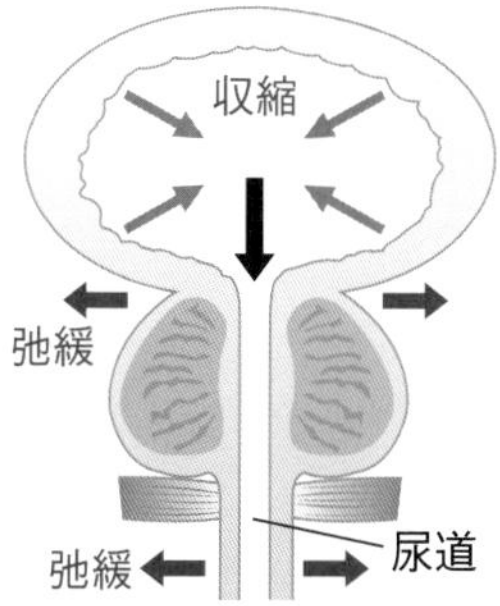

膀胱が尿でいっぱいになると、副交感神経が働いて膀胱が収縮し、外尿道括約筋や前立腺の平滑筋が弛緩して、尿が排泄される。

射精の仕組み

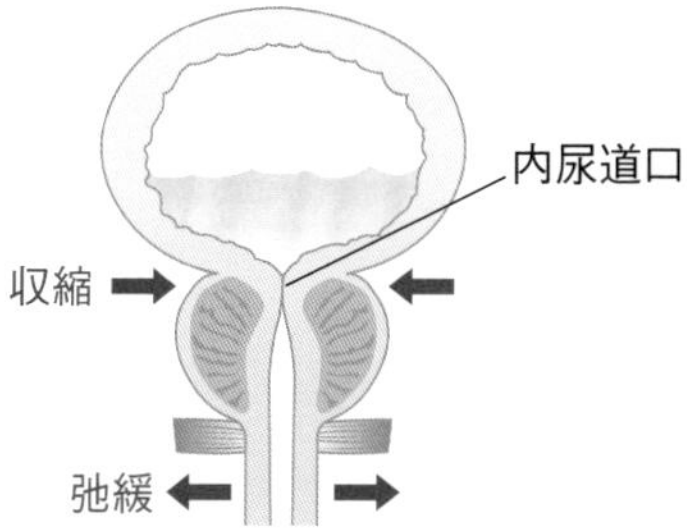

射精の瞬間は、内尿道口は収縮したままで、外尿道括約筋だけが弛緩するため、尿は排出されず、精液だけが体外へ勢いよく放出される。

基本をCheck!

前立腺がんは高齢者に多くゆっくり進行します

前立腺の外側に多く発生する

前立腺がんの多くは、辺縁域に発生します。ただし、移行域に発生するケースもゼロではありません。前立腺がん全体の割合から見ると、辺縁域が70〜75%、移行域が20%、中心域が5〜10%となっています。

前立腺がんは60歳くらいから目立ち始め、70歳代がピークです。比較的ゆっくり進行することが特徴の一つなので、前立腺がんと気づかないうちに、ほかの病気で亡くなることも珍しくありません。このような場合を「潜伏がん（ラテントがん）」と呼びます。

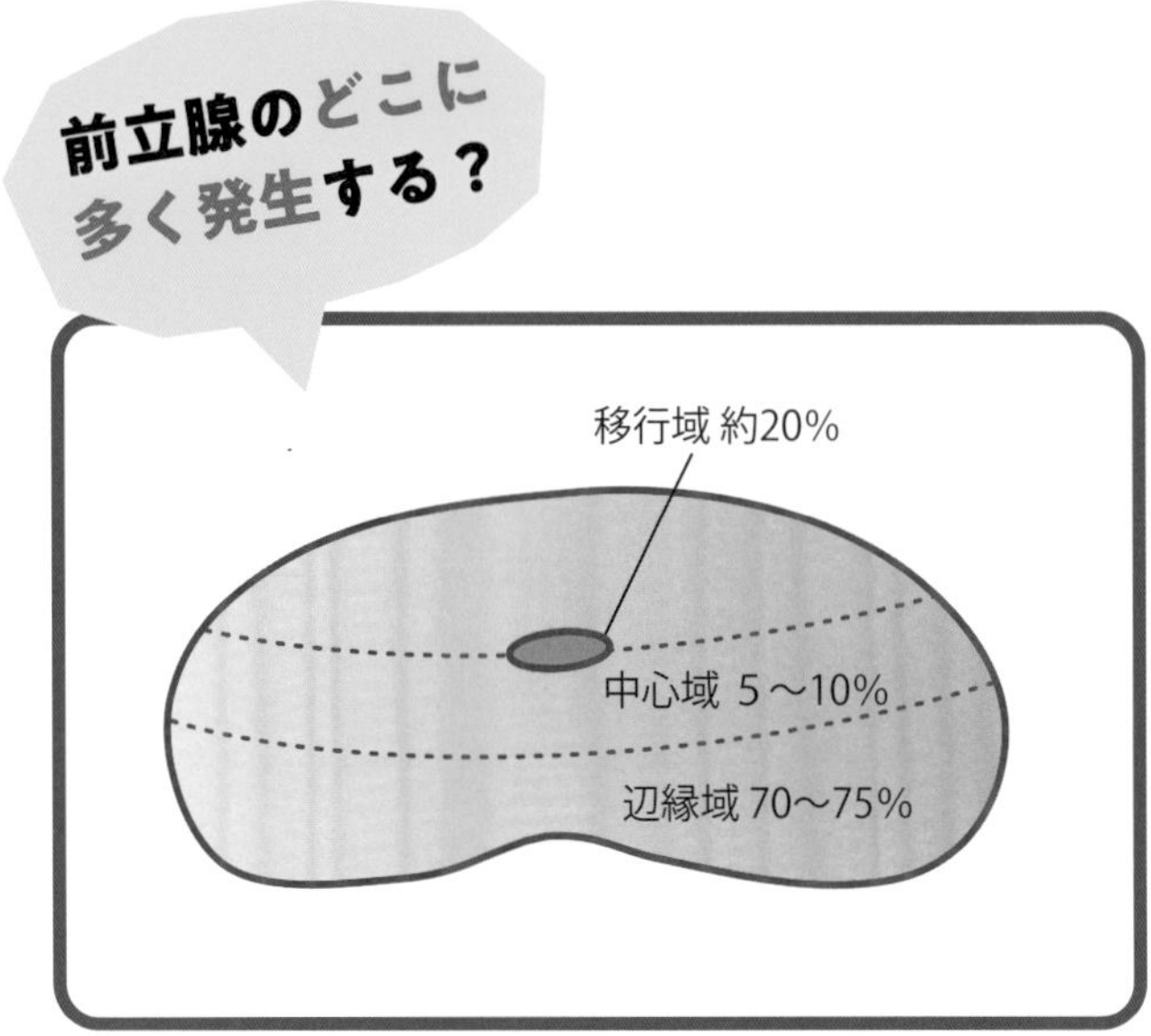

●前立腺がんの特徴

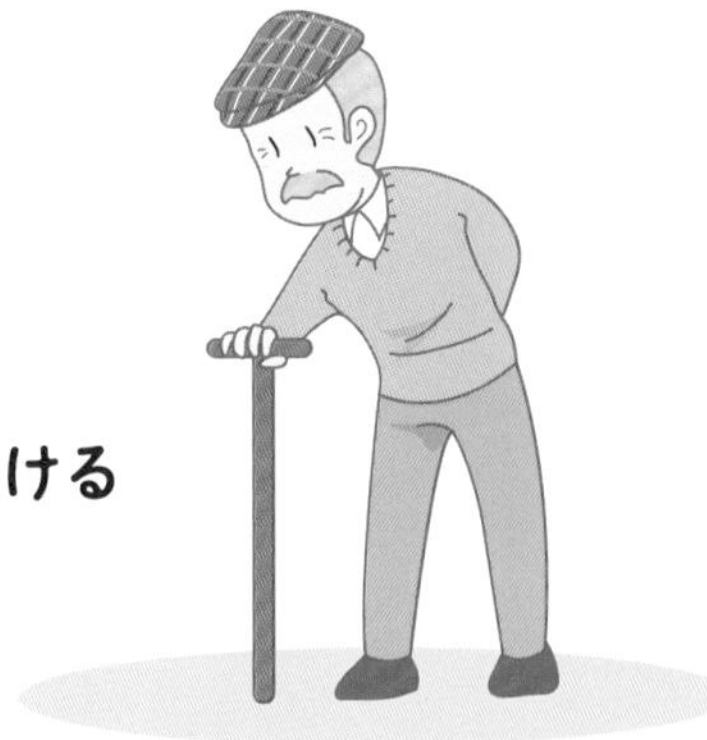

- ✔ 高齢男性に多く見られる
- ✔ 進行がゆっくりしている
- ✔ 男性ホルモンに大きく影響を受ける
- ✔ 初期は無症状

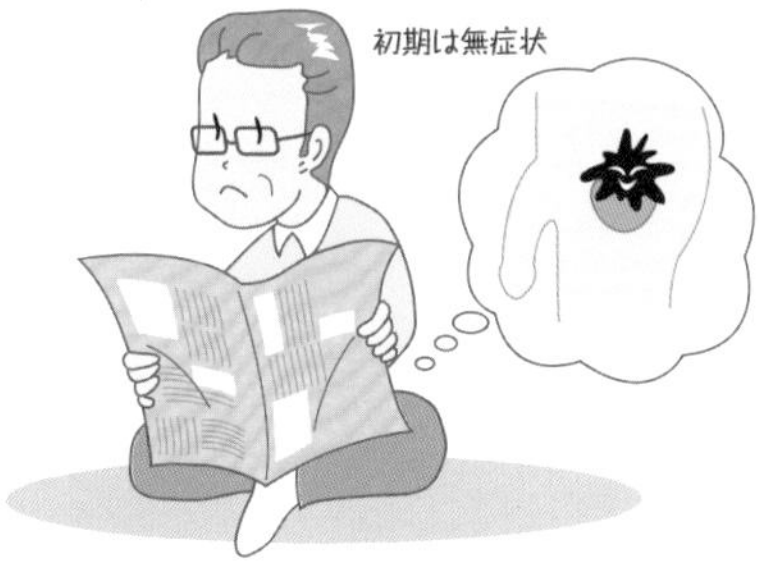

- ✔ 転移は骨が最も多く、次いでリンパ節が多い

ほかのがんの骨転移は
骨をとかす溶骨性転移が
ほとんどだが、
前立腺がんでは、
骨を形成してかたくなる
造骨性転移が多い

骨に転移しやすいのが特徴の一つ

骨に転移しやすいことも、特徴です。ほかのがんでは、骨に転移するのはいくつかの臓器のあとですが、前立腺がんは、いきなり骨に転移することがよくあります。

前立腺がんの転移には、リンパ節をつたって広がるリンパ行性転移と、血液中にがん細胞が入って広がる血行性転移があります。リンパ行性転移の場合は、前立腺周辺のリンパ管内へがん細胞が入り込み、骨盤リンパ節へと転移していきます。血行性転移の場合は、椎骨の静脈をつたって骨に転移し、骨盤、下部腰椎、大腿骨に多く発生します。

基本をCheck!

どれくらい進行している？前立腺がんの病期分類（ステージ）

がんの広がりや転移の有無がわかる

「がんがどのような状態か」を知るための指標とされるのが、「病期分類」です。「進行度」「ステージ」「浸潤度」と呼ばれることもあります。前立腺がんには、次の2種類があります。

●**臨床病期分類**……TNM分類に基づきステージⅠ～Ⅳの4つに分類する方法。

●**TNM分類**……がんの大きさ（T分類）、所属リンパ節に転移しているか（N分類）、遠隔転移しているか（M分類）の3つに分類する方法。国際対がん連合（UICC）が作成しています。ジュエット分類は2022年の規約では削除されました。

●**臨床病期分類**

Stage Ⅰ	T1、T2a	N0	M0
Stage Ⅱ	T2b、T2c	N0	M0
Stage Ⅲ	T3	N0	M0
	T4	N0	M0
Stage Ⅳ	Any T	N1	M0
	Any T	AnyN	M1

AnyT = T1、T2、T3、T4のいずれも
AnyN = N0、N1のいずれも

●TNM分類

T1 限局がん （偶発がん） 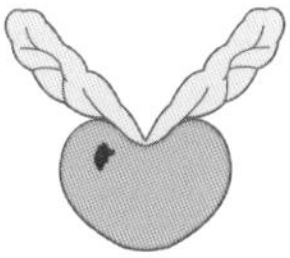	T1a	直腸診や画像検査では見つからないが、組織を調べると、切除した組織の5%以下に、偶然発見されたがん
	T1b	直腸診や画像検査では見つからないが、組織を調べると、切除した組織の5%を超え、偶然見つかったがん
	T1c	直腸診や画像検査では見つからないが、PSA値の上昇で疑われ、生検によって確認されたがん
T2 限局 がん 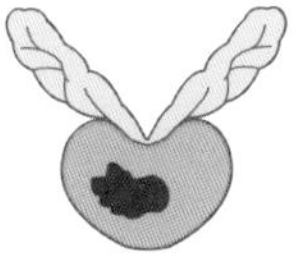	T2a	がんが前立腺の片葉の2分の1にとどまっている
	T2b	がんが前立腺の片葉の2分の1を超えているが両葉には及ばない
	T2c	がんが前立腺の両葉に広がっているが、前立腺内にとどまっている
T3 局所浸潤 がん 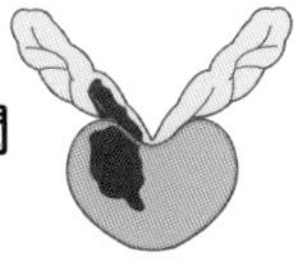	T3a	がんが前立腺の被膜外へ広がっている
	T3b	がんが精嚢まで広がっている
T4 周囲臓器 浸潤がん 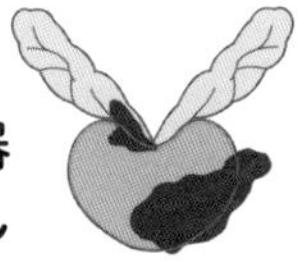	T4	がんが精嚢以外の隣接臓器（膀胱頸部、外尿道括約筋、直腸、挙筋、骨盤壁）に広がっている
N 転移がん 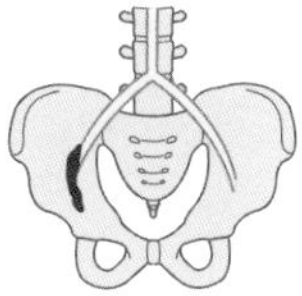	N0	リンパ節転移なし
	N1	前立腺の近くにあるリンパ節にがんが広がっている
M 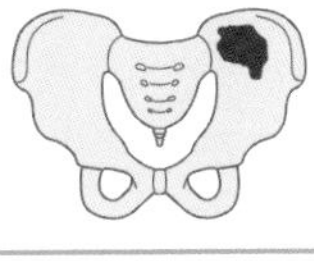	M0	遠隔転移なし
	M1a	所属リンパ節以外のリンパ節転移
	M1b	骨転移
	M1c	リンパ節、骨以外の転移

基本をCheck!

前立腺がんの悪性度はがんの「顔つき」でわかります

がん組織を顕微鏡で観察。5段階に分類する

人の体は、たくさんの細胞からできています。正常な細胞なら組織の構造がきれいな配列を描いていますが、がん細胞はくずれています。そのため、前立腺がんの悪性度を調べるときは、がん組織の構造や増殖パターンが、正常な組織とどれくらい異なっているかを比較します。正常な組織と異なる点が多く、くずれているほど悪性度の高い、悪さをしそうな「顔つき」というわけです。

この「くずれ具合」を評価しているのが、「グリソンスコア」です。これにより、がんの「悪性度」「顔つき」がわかります。がん組織を調べると、悪性度の高いものから中・低度のものまで、複数の顔つきのがんが入りまじっています。グリソンスコアでは、悪性度をパターン（グレード）1〜5に分類しています。「1」は正常に近いがん、「5」は最も悪性度の高いがんを意味しています。

グリソンスコアは、世界的に使われている治療法選択の指標です。前立腺がんのリスク分類には、前述した病期のほかにグリソンスコアが悪性度の目安として利用されており、治療法の選択には欠かせないものとなっています。

グリソンスコア「3」と「5」の違い

グリソンスコアのパターン3

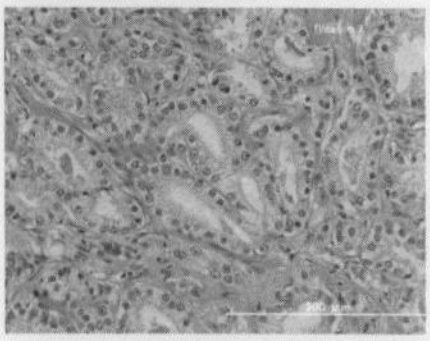

グリソンスコアのパターン5

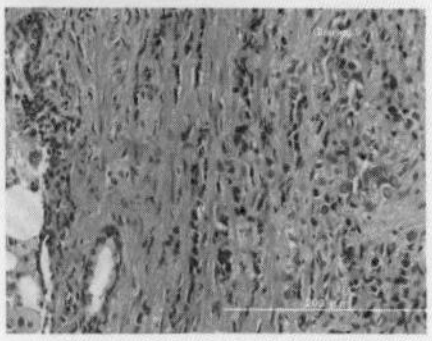

（資料提供　井上 泰）

●注目！前立腺がんのグリソンスコア

前立腺がんの治療法を選択するときに用いられる分類法です。

1

針生検でとり出した組織を顕微鏡で観察し、がんの組織構造と増殖パターンを調べます。

2

そのときに最も多い組織像と、2番目に多い組織像を選んで図の「1」から「5」のパターンにあてはめます。

3

2つの組織像のスコアを合計した数値がグリソンスコアとなります。このスコアは、「2」から「10」までの9段階に分類されますが、実際には6から10がスコアとなることが多いのです。

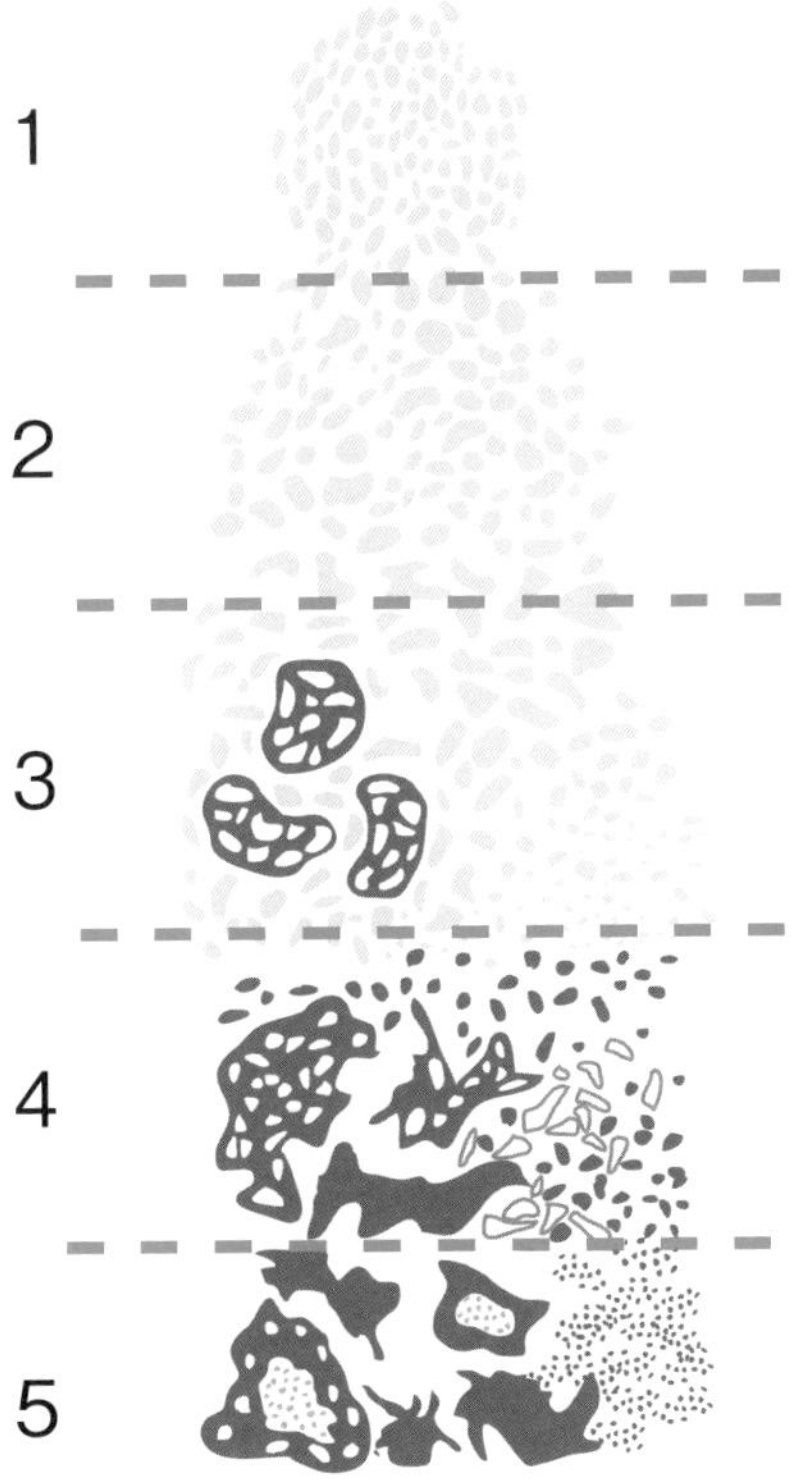

「4＋3」と「3＋4」は、どう違う？

グリソンスコアでは、病理医が前立腺生検で採取したがんの組織構造を、顕微鏡で調べます。「いちばん多いパターン」「2番目に多いパターン」の2つのパターンの数値の合計で悪性度を判定します。

たとえば、いちばん広がっている組織が5パターンのうち「4」で、次が「3」であったとすると、グリソンスコアは「4 + 3 = 7」と表記され、「7」と判定されます。同じ「7」でも、「3 + 4 = 7」の場合もありますが、悪性度は「4 + 3 = 7」のほうが高いのです。

基本をCheck!

「低・中・高」のリスク分類をもとに治療法を選択しましょう

生活で何を優先する？年齢やライフスタイルを考えて

治療法を選択するとき、目安とするのが「リスク分類」です。ほかの臓器に転移のない前立腺がんのリスクに関しては、がんの病期（T分類）、組織学的悪性度（グリソンスコア）、血液中のPSA検査値の3項目をもとにした「低リスク」「中リスク」「高リスク」の分類法があります。2023年のリスク分類では、「超低リスク群」「超高リスク群」が加わりました。

前立腺がんには、治療法の選択肢が数多くあるので、自分が何を優先するかを考えてみてください。完治はしたいけど、長期間にわたる治療を避けたいという人は、放射線療法より前立腺全摘除術が向いています。性機能を温存したいなら、前立腺全摘除術ではなく、放射線療法を選ぶことも選択肢の一つです。また年齢によっては、つらい治療は避けてホルモン療法を選ぶ、適応条件が合えば、監視療法や待機療法にするという考え方もあるでしょう。

再発したあとの治療法も考えることが必要

再発後の治療法についても、よく調べておくことが大切です。

最初に前立腺全摘除術を行った人が再発した場合、放射線療法とホルモン療法を受けることができます。一方、最初に放射線療法を選択した人は、合併症のリスクが高まるため、再発後の前立腺全摘除術はむずかしく、多くはホルモン療法になります。

●前立腺がん治療の目安

・ほかの臓器に転移していない場合

低リスクの場合	PSA<10ng/mℓ、グリソンスコア6以下、T分類T1かT2a、この3項目をすべて満たす	●期待余命が10年以下…… ・監視療法	●期待余命が10年以上…… ・監視療法 ・前立腺全摘除術 ・放射線療法（外照射療法、組織内照射療法〈小線源療法〉）
中リスクの場合	PSA10〜20ng/mℓ、グリソンスコア7、T分類T2bかT2c、これらのうちいずれか	●期待余命が10年以下…… ・監視療法 ・前立腺全摘除術 ・放射線療法（外照射療法、小線源療法） ・放射線療法＋ホルモン療法	●期待余命が10年以上…… ・前立腺全摘除術 ・放射線療法（外照射療法、小線源療法） ・放射線療法＋ホルモン療法
高リスクの場合	PSA>20ng/mℓ、グリソンスコア8〜10、T分類T3〜T4、これらのうちいずれか	・ホルモン療法 ・放射線療法+ホルモン療法 ・がんの前立腺被膜外浸潤が軽い場合など、一部に前立腺全摘除術が選択できる場合もある	

・ほかの臓器に転移している進行がんの場合

N1、M1の場合	根治よりも延命や疼痛抑制が目的になる N1（近くのリンパ節にがんが広がっている）、M1（離れたリンパ節や臓器、骨への転移がある）のいずれか	●延命を目的として…… ・ホルモン療法 ・化学療法	●骨転移による痛みをとる目的として…… ・放射線療法 ・ビスホスホネート製剤 ・外科的治療（手術） ・鎮痛薬

前立腺がんの主な治療法

根治、がんの縮小、痛みをやわらげるなど、治療の目的はそれぞれ異なります。主治医とよく相談したうえで、自分に合った治療法を選びましょう。

病期をもとに、年齢や希望に合わせて判断

前立腺がんの治療は、がんの進行度や転移の有無などから判定された病期によって、基本的な治療法が示されています（12ページ参照）。ただし、患者さんの年齢、全身状態、合併症の有無、患者さんや家族の希望などを考慮して、総合的に判断してから治療法を決めます。ここでは、代表的な治療法について紹介します。これらを単独、あるいは必要に応じて組み合わせます。

監視療法

「早期がん」と診断されて「すぐに治療が必要ではない」と判断された場合、あえて侵襲のある治療をせずに経過を観察する治療法です。PSA値が10ng/mℓ以下、病期がT2a以下、グリソンスコアが6以下などの条件から総合的に判断して実施します。2～3カ月ごとに血液中のPSA値を調べ、定期的に生検を行います。「何も治療をしない」ことではなく、主治医による徹底した監視のもとで進められます。第一優先の治療法ではありませんが、体の負担が少ないメリットがあり、高齢者や持病がある人などにとって選択肢の一つとなっています。

手術療法

がんが前立腺の中にとどまり、転移していない場合に選択されます。早期であれば、根治が期待できる治療法で、いくつかの種類があります。

- **前立腺全摘除術**
  下腹部を切っておなかを開ける開腹手術です。

- **腹腔鏡(内視鏡)下前立腺全摘除術**
  内視鏡を使って行う手術です。小さな傷ですむため、痛みや出血が少ないことがメリットです。

- **ロボット支援腹腔鏡下前立腺全摘除術**
  手術支援ロボットを用いる手術です。コンピュータ制御により、手術の安全性・確実性をより高めることができます。

放射線療法

体への負担が少なく、早期であれば根治をめざせる治療法です。高齢者にも行うことができます。体の外と中から照射できる方法があります。

- **外照射療法**
  放射線療法の多くは、体の外から放射線を照射する外照射療法です。「リニアック」「3D-CRT」「IMRT(強度変調放射線療法)」「粒子線療法」があります。

- **組織内照射療法(小線源療法)**
  小さな放射線源(シード線源)を前立腺に埋め込み、体の内側から放射線を当てます。外照射療法と比べて、周辺の臓器への照射量を抑えることができるため、合併症が少ないとされています。

ホルモン療法

前立腺がんの栄養素である男性ホルモンを低下させて、前立腺がんを小さくする治療法です。転移しているときの第一選択となります。根治はできませんが、大きな副作用がなく、がん細胞が増えるのを防ぐ効果が期待できます。ただし、ホルモン療法は長く続けると、ホルモン依存性がんは減りますが、ホルモンに影響されないがんが増えて、やがて効かなくなることを覚えておきましょう（再燃）。ホルモン療法は、いくつかの種類があります。

●外科的去勢術

両側の精巣を手術で摘出します。精巣から分泌される、男性ホルモンを抑えることが目的です。

●LH-RH アゴニスト・アンタゴニスト（内科的去勢）

男性ホルモンの分泌を抑え、がんの進行を阻害する薬です。「リュープロレリン酢酸塩」「ゴセレリン酢酸塩」「ゴナックス」がよく使われます。

●抗アンドロゲン療法

抗アンドロゲン薬は、アンドロゲンと受容体の結合を阻害して、がん細胞がアンドロゲンを受けとれないようにする働きがあります。「クロルマジノン酢酸エステル」「ビカルタミド」「フルタミド」がよく使われる薬です。

●CAB（MAB）療法

去勢と抗アンドロゲン薬を併用する治療法です。精巣から分泌される男性ホルモンを抑え（去勢）、副腎から分泌される男性ホルモンを抗アンドロゲン薬で抑えるという考え方です。

●間欠的ホルモン療法

「ホルモン療法を休む→再開する」を繰り返す治療法です。治療を休むことで、体への負担や副作用を軽くすることができます。放射線療法後に再発した場合は、標準治療となっています。

化学療法

主にホルモン療法が効かなくなり、残っていたがんが再び増殖(再燃)したあとの選択肢になります。ドセタキセルという抗がん剤に、ステロイド剤を併用する方法が一般的です。抗がん剤は、食欲不振や全身倦怠感、脱毛といった副作用がありますが、コントロールできることが多く、外来治療で行うのが主流となっています。ただし化学療法では、一定期間の延命や痛みの緩和は期待できますが、根治はできません。副作用がつらいときは休むなど、主治医と相談しながら進めましょう。

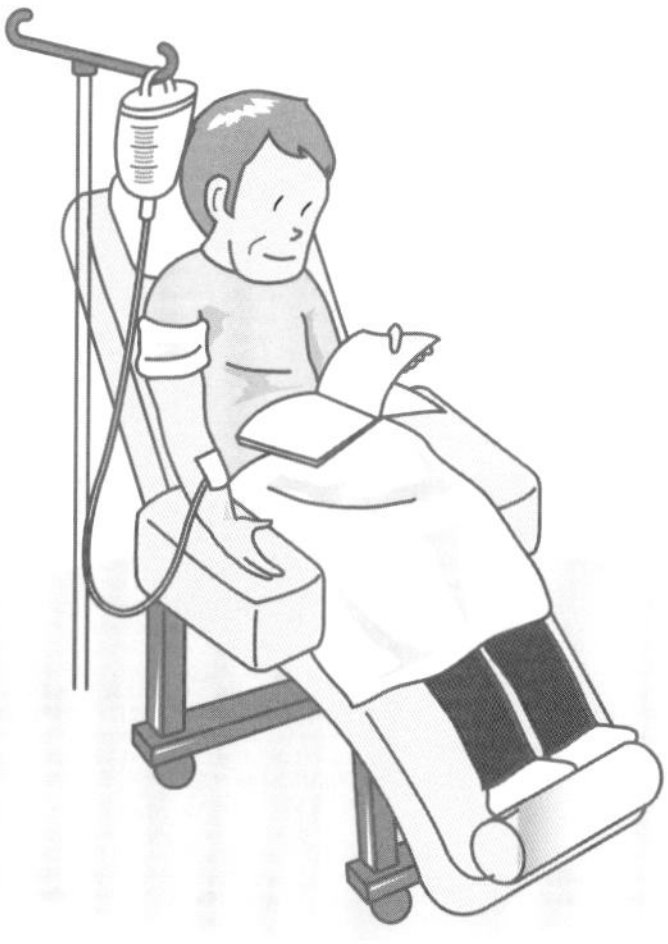

骨転移した場合

前立腺がんが転移した場合、圧倒的に多いのが骨です。骨に転移したからといって、それが直接の原因で命を落とすことはありません。問題なのは、QOL（生活の質）が下がることです。骨転移には、ホルモン療法や化学療法での治療が一般的です。「ゾレドロン酸」「デノスマブ」といった骨修飾薬は、骨粗しょう症を治療し、がんの骨転移の進行を抑えます。転移が骨のみの場合、「塩化ラジウム-223」を注射することも有効です。アルファ線という放射性物質で、がん細胞の増殖を抑えてくれます。

前立腺がんのTOPIC 1

MRI-超音波融合前立腺生検

MRIで病変部の位置を確認し、がん細胞を正確に採取

前立腺がんの生検は、超音波画像を見ながら行う針生検が一般的です。しかし超音波ではがん病巣をとらえにくく、病変部をねらって針を刺すことがむずかしいため、前立腺全体にランダムに何回か針を刺して細胞を採取しています。1回の生検でがんが見つからなかった場合、がん組織がなかったのではなく、たまたまがん組織に針が当たらなかったという可能性も否定できません。

そんな中、各医療施設で導入が進んでいるのが「MRI-超音波融合前立腺生検」です。MRI画像では、病変の位置や悪性度がより正確にわかります。事前にMRI画像でがんの位置を確認し、超音波画像を重ね合わせて生検を行うことで、針を刺すべき場所を把握。これにより、効率よくがんが疑われる場所から細胞を採取でき、患者さんの身体的な負担も軽くなります。

●メリット●

- **がんの見のがしが減る**
- **疑わしい場所を正確に生検できる**
- **がんが見つからない場合の、生検のやり直しが防げる**
- **がんの場所や広がり、悪性度を正確に把握でき、治療の質の向上につながる**

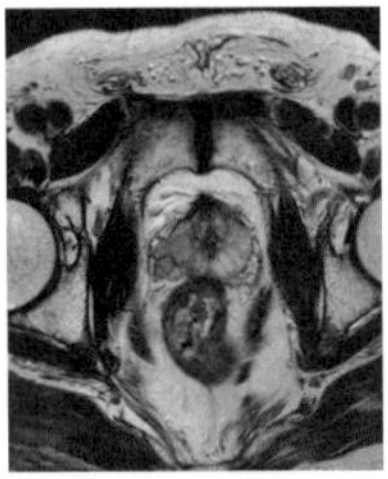

MRIで見た病変部位

MRIの装置が大がかりなため、その場での生検は困難

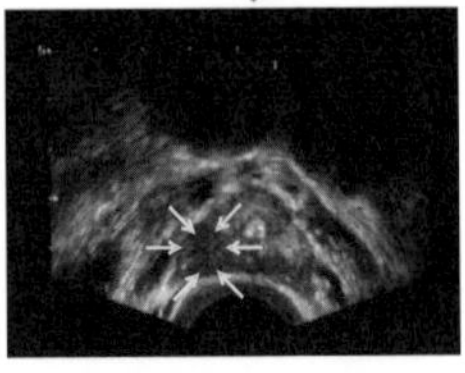

超音波画像にあらわして前立腺をねらって針を刺す

前立腺がんのTOPIC 2

ハイドロゲル直腸周囲スペーサー

前立腺と直腸の間に注入し、直腸への放射線障害を減らす

放射線療法は、前立腺がんの根治療法の一つとして定着しています。ただし放射線療法を行う場合、前立腺に隣接している直腸にも放射線が当たってしまい、下血、下痢、排便回数増加といった直腸への影響が出ることがあります。頻度は低いものの、放射線療法後3カ月以上たってから出現することがある直腸出血などは、症状が長引くともいわれています。

そこで近年、前立腺と直腸の間にゲル状の物質「ハイドロゲルスペーサー」を留置する対策をとる医療施設が増えてきました。前立腺と直腸の間に留置すれば、距離が1～1.5cm程度できるので、直腸への被曝を低減させることができます。それにより、放射線による直腸への障害を減らせるでしょう。健康保険も適用されます。

ハイドロゲルスペーサーとは?

放射線治療の際、前立腺と直腸を離すために用いられる合成吸収性材料です。化粧品、医薬品、医療機器に広く使われるポリエチレングリコールと水でできています。留置後は約3カ月間体内にとどまりますが、その後半年～1年で自然に吸収されて体外へ排出されます。

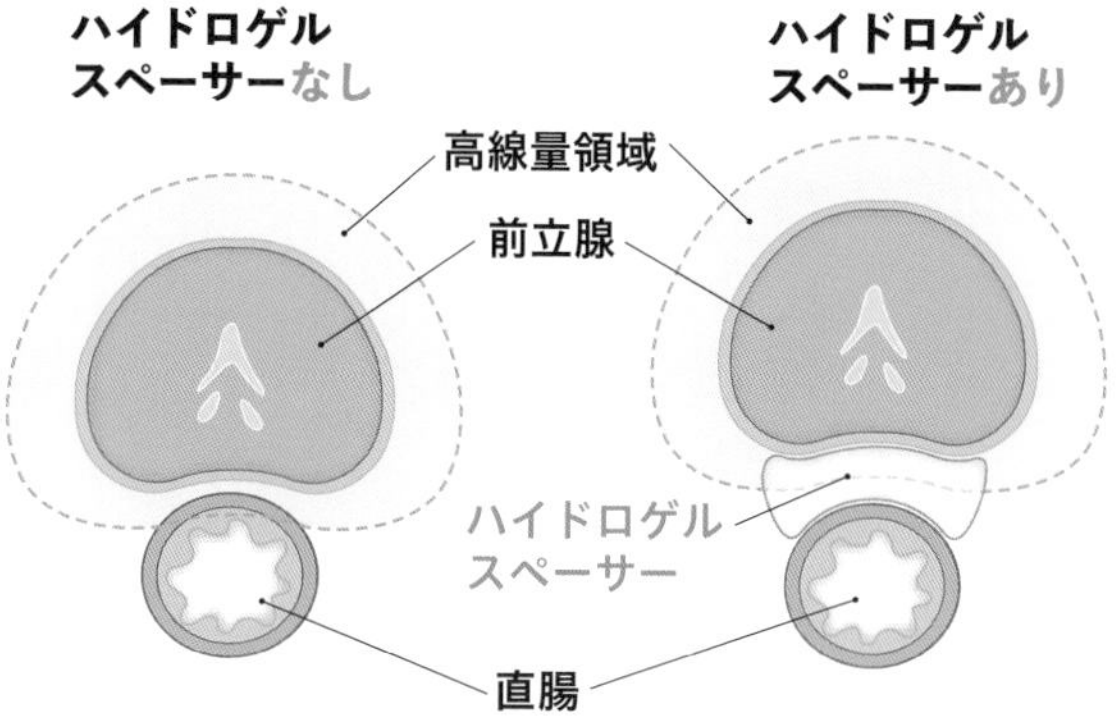

合併症でよくある排尿トラブル

手術では尿もれ、放射線では頻尿や血尿

前立腺がんの治療の合併症として代表的なのが、排尿トラブルです。前立腺全摘除術後に、多くの人が経験するのが尿もれです。前立腺を摘出すると、尿道の開閉をコントロールする外尿道括約筋が傷つくことがあり、尿もれにつながってしまうのです。ただし、早ければ数日、平均して1カ月ほどで改善されます。

また、放射線療法を始めてすぐ（急性期）に出やすい症状が、頻尿や排尿痛です。頻度は高いですが一過性なので、治療終了後1〜2カ月で多くは改善されるでしょう。一方、治療後半年以降（晩期）に発生する症状として、代表的なのが血尿です。放射線療法によって膀胱炎になっている可能性が高く、内視鏡を使って止血するなど、大がかりな治療が必要とされることがあります。

軽視できない排便トラブル

放射線療法の合併症として、排尿トラブルのほかに多いのが排便に関するトラブルです。頻便（便意をもよおす回数が増える）や排便痛、血便が主な症状で、放射線の影響を受け、放射線直腸炎を起こすことや直腸の伸展が悪くなっているのが原因の一つ。排便をコントロールするために、下剤や便秘薬などその人に合った薬が処方されるので、適切に使用すればし改善されるでしょう。

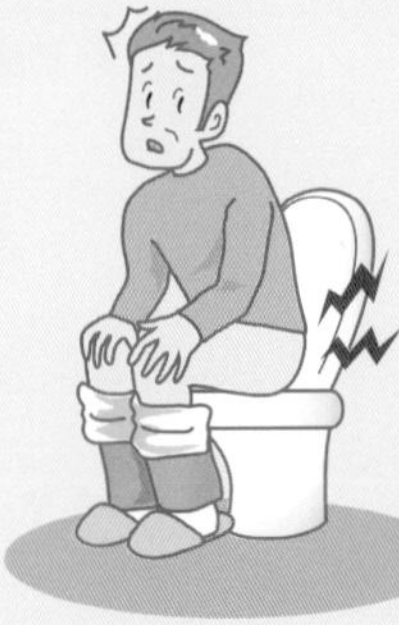

●排尿トラブルが起きたときの主な対処法

	症状	対処法
前立腺全摘除術後	**●尿もれ** 意図しないときに尿が出る	**軽度の場合：** 膀胱の収縮を抑えたり、外尿道括約筋を締めたりする作用のあるクレンブテロール塩酸塩や、過活動膀胱を抑える抗コリン薬を処方されることが多い。 **薬が効かない場合：** 膀胱の出口付近の尿道に内視鏡下でコラーゲンを注入し、尿道を狭くして尿もれを防ぐ。ただし、大きな効果は期待できない。健康保険が適用される。 **重度の場合：** 体内に、シリコン製の人工尿道括約筋（154ページ参照）を埋め込む手術を検討することがある。
	●排尿困難 尿が出にくい	尿道ブジーという棒状の器具やバルーンを使って狭窄部を広げたり、内視鏡を用いて切開したりする。
放射線療法後	**急性期** **頻尿：** 昼間8回以上、および就寝中に2回以上排尿がある **排尿痛：** 尿を出すときに痛みを感じる	抗コリン薬、 α遮断薬などを投与する 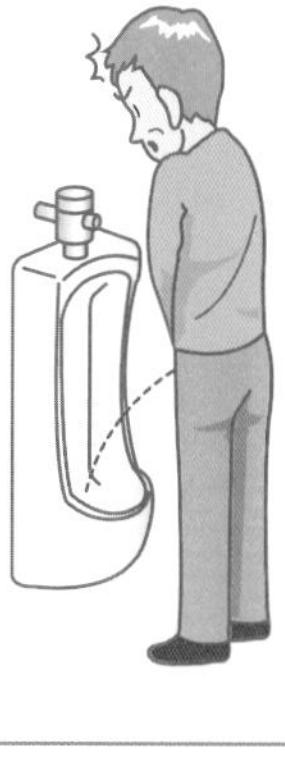
	晩期 **血尿：** 尿に血がまじる	止血剤の投与で対処する。ただし重篤だと、放射線による膀胱炎や直腸炎の可能性が高い。その場合、膀胱内にバルーンカテーテルを挿入したり、内視鏡を使って手術したりすることも。

自分でできる尿もれケア

尿もれは、自分である程度のケアができ、慣れることで負担も軽くなっていきます。いつかは改善するので、悩みすぎずに毎日の習慣にしていきましょう。簡単にできる方法を紹介します。

骨盤底筋体操（左ページ参照）

（左ページ参照）

膀胱や尿道を下から支える外尿道括約筋を鍛える体操です。おならや排尿時の尿を止めてみると、外尿道括約筋に力を入れる感覚を体感できます。

この体操を前立腺全摘除術の前から行っていると、尿もれがより改善されるといわれています。とはいえ術後からのスタートでも間に合うので、毎日続けてください。入院中に看護師が指導してくれることもあるので確認してみましょう。

主治医から処方された薬と、必要であれば尿もれパッドを併用し、骨盤底筋体操を行うのが最も一般的な尿もれケアです。

排尿コントロール

適量の排尿ができるように、適度に水を飲むようにする方法です。1日の排水量1.5ℓくらいを、1日でとるように心がけます。トイレの回数が安定し、適切な排尿パターンができてくるでしょう。

尿もれパッド・尿もれパンツ

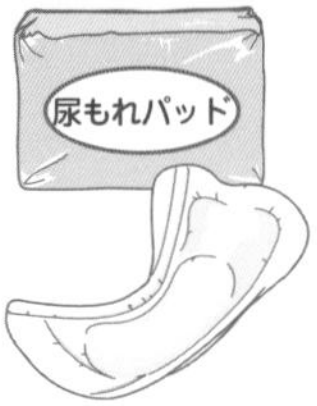

特殊なパッドやパンツで尿を吸収して、下着や衣服が汚れるのを防ぎます。使用後のパッドを入れるビニール袋などを持てば、外出先での心配がなくなり、行動範囲も広がるでしょう。軽い運動もできるようになります。

最近では、装着感がよく、見た目にもまったく目立たない製品が開発されています。尿もれの程度に合わせて選べるのも便利。最初は違和感がある人も、慣れればいちばん使いやすいアイテムです。

●試してみよう 骨盤底筋体操

1～6の体勢で肛門を締めます。順番は関係なく、すべて行う必要もありません。6つのうちできるものを選び、好きな時間に1日10分！ 自分のペースで毎日続けてください。

1 あおむけに寝て ひざを立てる

あおむけに寝てひざを立て、手はおなかの上へ。肛門を締めながら息を吸い、3～5数えてから力を抜いて息を吐く。これを5回繰り返す。次に、同じ動作を速いテンポで5回くらいから始め、20回くらいまで増やす

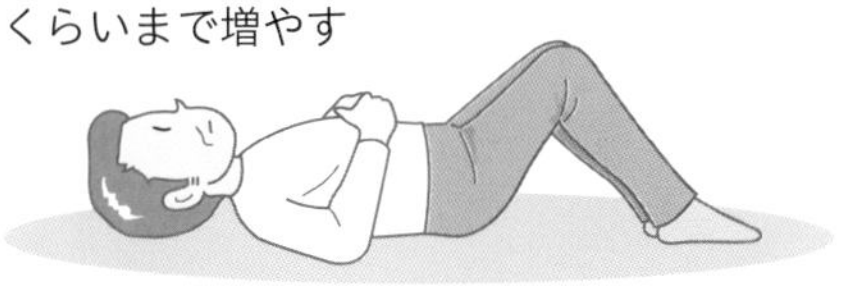

2 あおむけに寝て足を伸ばす

あおむけに寝て足を伸ばし、手をおなかの上へ。1と同じ動作を繰り返す

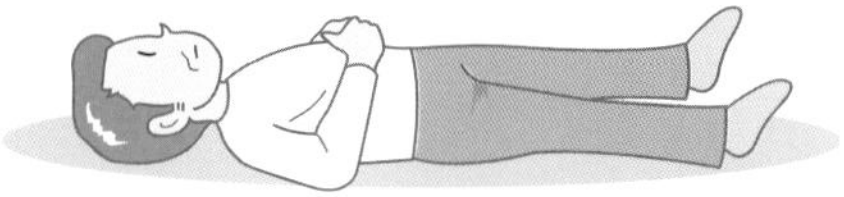

3 あおむけに寝て 腰を高く持ち上げる

あおむけに寝て腰を高く持ち上げて、手のひらを床につける。下腹に力を入れ、腰をできるだけ高く持ち上げ、肛門を締める。肩→背中の順に下ろし、力を抜く。これを5回繰り返す

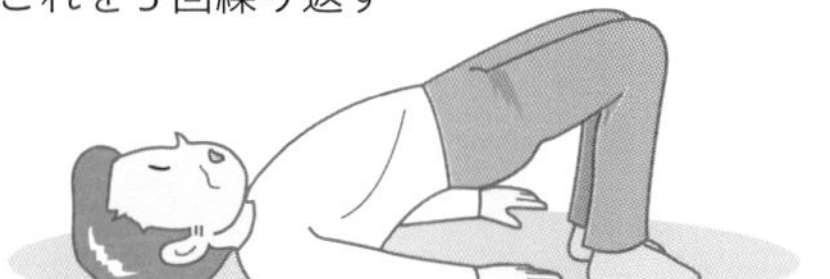

4 足を開いて立ち、テーブルに 両手をつく

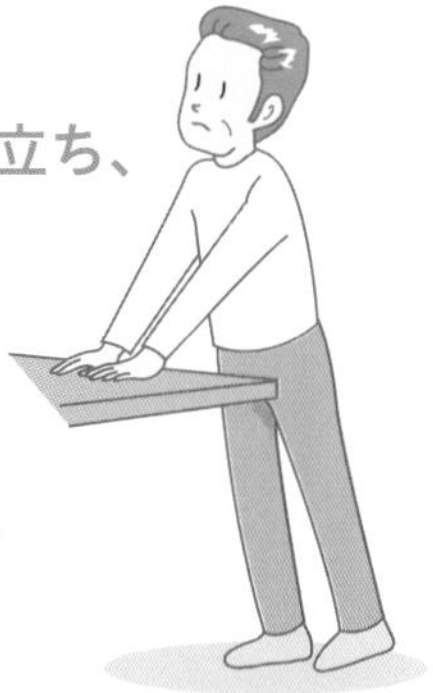

足を肩幅に開いて立ち、やや上を向いて両手をテーブルへ。肛門を締めて、息を胃のほうへ吸い上げる。3～5数えてから力を抜いて、肛門をゆるめる。これを5回繰り返す

5 かかとをつけて 立ち、テーブルに 片手をつく

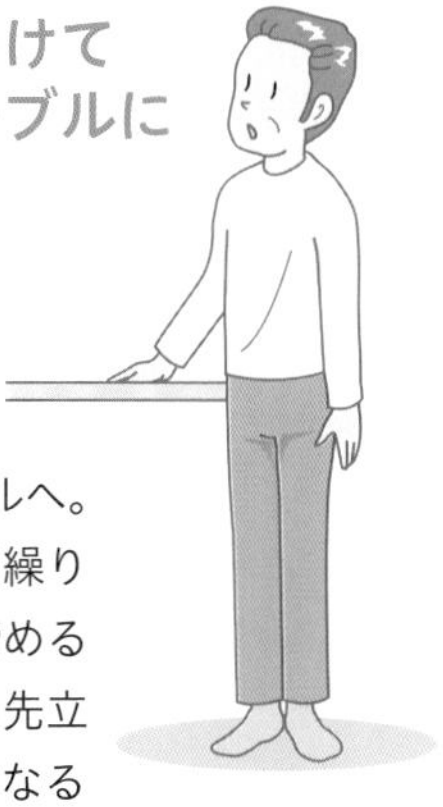

両足のかかとをつけて、つま先はやや開いて立ち、片手をテーブルへ。4と同じ動作を5回繰り返す。可能なら、締める動きに合わせてつま先立ちすると締めやすくなる

6 あおむけに寝てひざを立て、上体を起こす

あおむけに寝て、ひざを立てる。肛門を締めてから上体を起こし、3つ数える。力を抜きながら、背中を床へつけて元に戻る。これを5回繰り返す

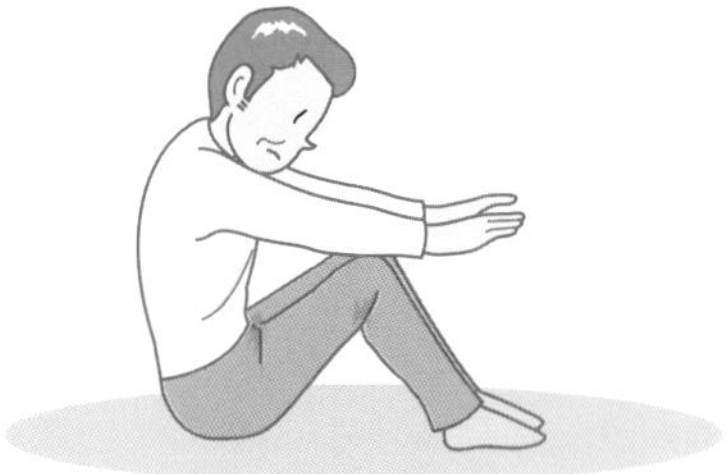

コレやっていいの？ タバコ、酒、セックス

前立腺がんと診断されると、「タバコやお酒、セックスが以前のように楽しめない」という人もいるようです。治療前と同じような生活で、「体に影響が出たら」と不安に思うのでしょう。一般的な目安を紹介します。

■タバコ

喫煙が、前立腺がんを引き起こしやすいという直接の因果関係は証明されていません。とはいえ、タバコや煙には発がん物質をはじめとして、多くの有害物質が含まれています。がん全般や生活習慣病の予防のためにも、禁煙をおすすめします。喫煙者の周りの人が、タバコの煙の影響（受動喫煙）で、健康を害するリスクを減らすこともできます。

■酒

ほどほどにしておきましょう。1日に、ビールなら中びん1本まで、日本酒なら1合まで、ワインならワイングラス2杯まで、焼酎ならコップ3分の1の水割りで1杯までを目安に。さらに、1週間に2日以上の休肝日をつくることが望ましいといわれています。

■セックス

治療後1カ月くらいは無理をせず、その後は問題なければ元の生活に戻ってかまいません。特に前立腺全摘除術のあとは、合併症として勃起障害（ED）が起こることがあります。リハビリというほどではありませんが、気持ちが落ち着いたらセックスをすると回復が少し早いかもしれません。治療後2～3カ月が目安です。ただし回復具合は人によって違うので、再開時期を迷っているときは、主治医に確認してみるとよいでしょう。

Check Point!

タバコ

前立腺がんとの直接の関連性は証明されていないが、そのほかのがんや生活習慣病予防のためにも、禁煙することが望ましい

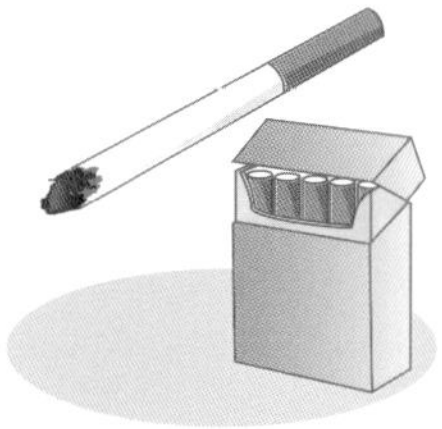

酒

ほどほどにとどめよう。1日に、ビールなら中びん1本まで、日本酒なら1合まで、ワインならワイングラス2杯まで、焼酎ならコップに3分の1の水割りで1杯まで

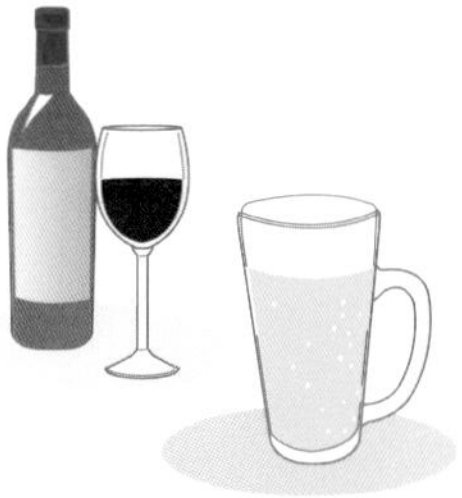

セックス

治療後1カ月くらいは無理をしない。体調が戻り気持ちが落ち着いたら再開しましょう

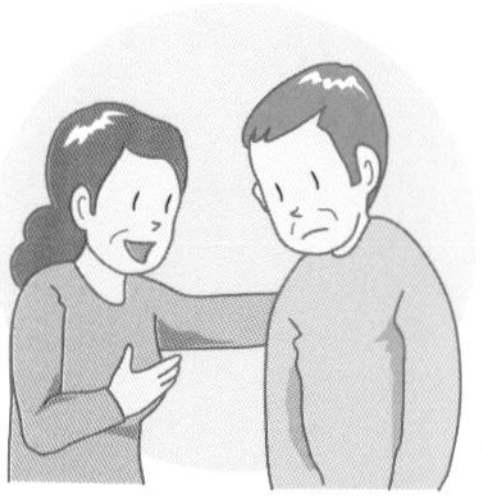

前立腺全摘除術が決まった人は禁煙を

前立腺全摘除術を行う予定の人には、強く禁煙をすすめます。手術麻酔のために気管挿管（口を経由して、気管内にチューブを挿入する気道確保の方法）をする際、喫煙者はたんが多く、気管内にチューブが入りにくくなることがあるためです。また、術後に合併症を起こしやすいといわれています。

コーヒーは飲んでいい？

問題ないので、自由に楽しんでください。ただし、コーヒーには利尿作用と覚醒作用があります。夜に飲むと、睡眠が浅くなったり、夜間頻尿でたびたび起きなくてはならなくなったりと、体が休めないことがあります。なるべく昼間に楽しむことをおすすめします。

前立腺がんの治療費はどれくらい？

高額療養費制度など公的な助成を活用して

健康保険の適用により、かかった医療費の自己負担額は年齢により違います。69歳以下の人は3割、70～74歳は2～3割、75歳以上は1～3割です。治療費は、前立腺がんの進行度や、どのような治療を受けるかで大きく違ってきます。

入院費のうち、健康保険適用の対象となるのは治療費および入院基本料です。一方、保険が適用されない費用の代表的なものが差額ベッド代です。個室にすると負担が増額するでしょう。このほか、パジャマや下着、入院生活に必要な日用品、入退院時の交通費など、こまごました出費があります。退院後に車いすや医療用ベッドが必要な場合は、レンタルや購入する費用も見積もってください。

支払うことばかりでなく、出費を抑えることも念頭に置き、医療費控除や高額療養費制度（左ページ参照）など、公的な助成も忘れずに手続きすることが重要です。

お金の相談はソーシャルワーカーへ

患者さんの中には、高額で治療費を工面できない、金銭面で頼れる人もいないという場合があります。治療費については、病院にいるソーシャルワーカー（32ページ参照）に相談してみてください。がん診療連携拠点病院の「がん相談支援センター（30ページ参照）」に、常駐しています。その病院に通院していなくても、対応してもらえます。

●前立腺がんの治療費の目安

治療費の一般的な目安です。治療内容や入院日数によって金額は違うので、必ず病院に確認しましょう。

前立腺全摘除術 （入院20日間の入院費用を含む）	約126万円 ➔ 健康保険適用あり
放射線療法 外照射療法 （外来で通院しながら2カ月間照射した場合）	約161万円 ➔ 健康保険適用あり
ホルモン療法 外科的去勢術（入院費用は含まず）	約14万円 ➔ 健康保険適用あり
LH-RHアゴニスト・アンタゴニスト3カ月分	約6万円 ➔ 健康保険適用あり ※LH-RHアゴニスト・アンタゴニストは飲み続けることが原則なので、毎月となると大きな負担に。一方で、外科的去勢術は1回の手術ですみ、治療費は比較的安く抑えられる。
化学療法 （3週間1コースの場合）	約15万～80万円 ➔ 健康保険適用あり
新規ホルモン薬	約30万～45万円（薬剤費のみ） ➔ 健康保険適用あり

●利用したい医療費の助成制度

医療費控除

1月1日から12月31日までの間に支払った医療費（保険による補填金や高額療養費制度による給付金を差し引いた金額）が10万円（所得が200万円未満なら所得の5％）を超える場合、確定申告をすると、超えた分が所得から差し引かれます。それにより、税金が少なくなったり、源泉徴収された税金の一部が戻ってくる制度です。

高額療養費制度

長期入院や治療が長引く場合などで、1カ月の医療費の自己負担額が高額になったとき、一定の金額（自己負担限度額）を超える部分が払い戻される制度です。自己負担額は、年齢や収入によって異なり、制度を受けるには、自分の入っている健康保険に申請する必要があります。また事前に申請すれば、病院窓口での支払いを、自己負担限度額までにとどめることもできる「限度額適用認定証」の利用をおすすめします。

「前立腺がんが怖い」「どうしよう……」と思ったら

今まで、ひとりで何でも
こなしてきた。
前立腺がんになっても、
自分でがんばらなければ

「いつが検査日？」
「結果はいつ出る？」
「結果が悪かったら？」など、
PSA検査や数値のことが
頭から離れない

再発や再燃がコワイ

年金暮らしで、
治療費が生活を直撃する

PSA値が上昇していたら
どうしよう……

勃起障害や尿もれなどの
合併症が悲しい、恥ずかしい

患者さんの心の中は、さまざまな感情が入り乱れています。前立腺がんと診断されてから治療後に至るまで、どのような気持ちがあらわれるのでしょうか。

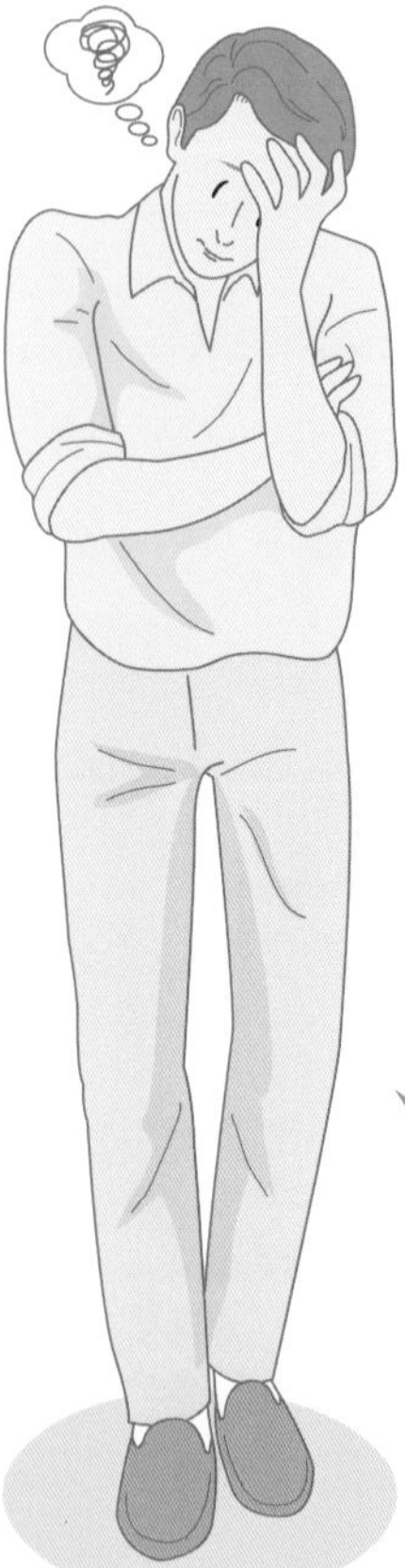

がんの進行がゆっくりで、
長期間つらい気持ちを
かかえないといけない

治療の選択肢が多くて、
どうしてよいかわからない

最悪の事態が起きたら……

前立腺がんにかかったことで、心に大きなストレスをかかえると、生活のバランスがくずれ、治療へのとり組みにも影響することがあります。前立腺がんとじょうずにつきあうために、次のことを覚えておきましょう。

治療や副作用が心配なとき……

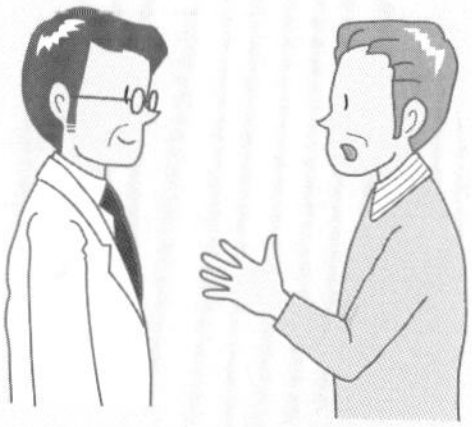

自分の前立腺がんの状態や、治療法、効果、副作用、生活について、理解していること、わからないことをノートに整理し、診療のときにまとめて確認を。主治医ではなく、看護師でも大丈夫です。治療法の選択肢で迷うときは、主治医以外の専門医の意見を聞くこともできます（セカンドオピニオン・70ページ参照）。

前立腺がんのことがよくわからず、不安になってしまうとき……

前立腺がんについて、本やインターネット、図書館などを利用して正しい情報を集めます。そのうえで、主治医からの説明をまとめて、自分の状態を把握しましょう。

落ち込みから、なかなか抜け出せないとき……

気分が落ち込んで、食欲が低下する、よく眠れないなど、生活に支障が出る場合は専門家に相談を。心のケアは、精神科や心療内科の医師、臨床心理士、心の問題を専門に扱う看護師、ソーシャルワーカー（32ページ参照）などが担当します。そのほか、がんに関連する心の問題を扱う精神腫瘍科、心と体のケアに対応する緩和ケアチームなどを設置している病院もあります。

気持ちが落ち込んでしまうとき……

前立腺がんの患者さんの多くは、「なるべく自分ひとりで、がんばりたい」「周りに迷惑をかけたくない」などと思う傾向があります。勃起障害といったナイーブな合併症が起こるので、他人に相談しづらい一面もあるのでしょう。しかし、信頼できる人に「思っていること」「つらい気持ち」を話してみると、気持ちの整理がつき、心がおだやかになることがあります。

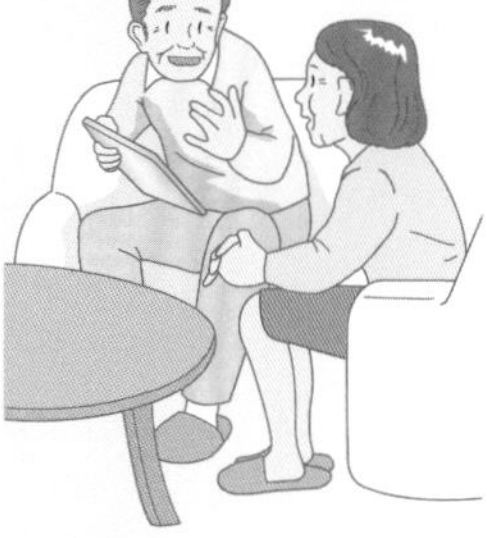

じょうずに利用したい「がん相談支援センター」

がん専門看護師などが話を聞いてくれる

　がん相談支援センターは、全国のがん診療連携拠点病院に設置されている「がんの相談窓口」です。患者さんや家族は、がんと診断されたとき、治療方針について主治医から説明を受けたときなど、さまざまな場面で不安や疑問をかかえます。「相談する相手がいない」などというときは、がん相談支援センターを利用してみましょう。

　患者さんや家族のほか、がん診療連携拠点病院を受診していない人も含めて、だれでも無料で相談ができます。面談、電話、メールなど、医療機関によって相談方法は異なるので確認してください。

　担当しているのは、がん専門相談員として研修を受けた看護師、ソーシャルワーカー（32ページ参照）など、知識のあるスタッフです。信頼できる情報にもとづいて、がんの治療や療養生活全般の質問・相談を受け、必要な情報をいっしょにさがしたり、説明してくれたりします。

家族にとっても心のよりどころ

　がん相談支援センターは、家族にとっても強い支えになります。家族もストレスをためすぎて心のバランスをくずし、うつ状態に陥ってしまうことも珍しくありません。

　患者さんへの接し方、自身の心と体の問題など、わからないことは積極的に相談して、解決のヒントを見つけてください。

がん相談支援センターで聞きたい あんなこと、こんなことの例

前立腺がんのことや治療について

- 前立腺がんについて、知識を増やしたい
- どんな治療がある？
- 副作用や合併症が不安
- 症状がつらくてがまんできない
- セカンドオピニオンを受けたい
- 緩和ケアって？

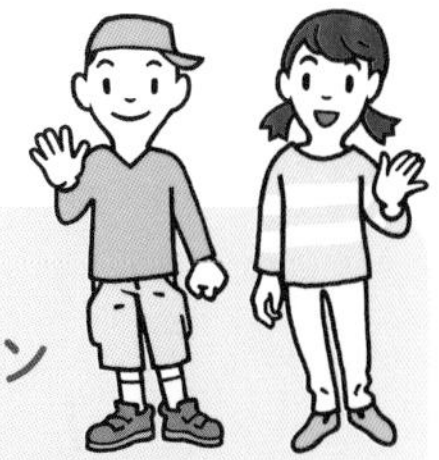

家族間のコミュニケーションについて

- 家族にどう伝えたらよい？
- 子どもには迷惑をかけたくない
- 家族として、患者本人への接し方を相談したい
- 家族として、何ができるかわからない

社会制度について

- 治療費は、どれくらいかかる？
- 医療費の負担を軽減する制度はある？
- ケアマネージャーって何？
- 身体障害者手帳の申請手続きやサービスについて知りたい
- 傷病手当金、障害年金の申請をしたい
- 成年後見制度の手続きをしたい

仕事について

- 就職や復職について知りたい
- 前立腺がんのことを、会社にどう伝える？
- 仕事を続けながら治療ができる方法は？

療養生活について

- 日常生活で気をつけることは？
- 通いやすい地域の病院に転院するには
- 介護保険、訪問診療、訪問看護を利用したい
- 医療保険や生命保険の手続きをどうする？

医療者とのコミュニケーションについて

- 主治医の説明がむずかしくて困っている
- 主治医にうまく伝えられない
- 主治医との相性が悪い
- 看護師の態度が冷たく感じる

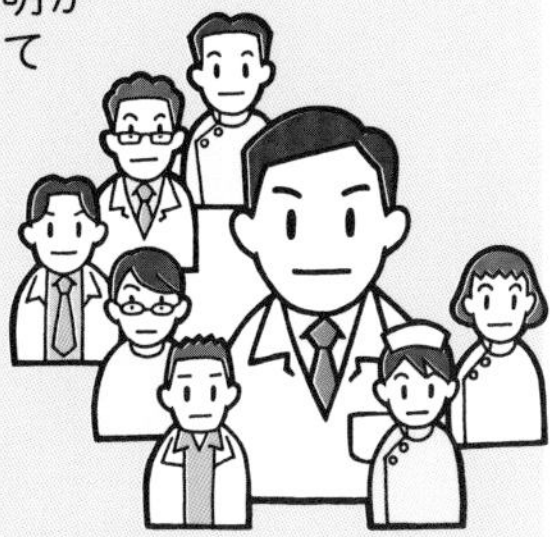

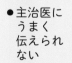

気持ちの問題について

- 前立腺がんに対して、漠然とした不安が消えない
- 不安で眠れない
- 気力がわかない
- 落ち込む気持ちを聞いてもらいたい
- 再発したらどうしよう？

こんなに頼もしい！ ソーシャルワーカー

どの病院でも、医師、看護師、ソーシャルワーカーなどは連携しています。「顔もよく知らないソーシャルワーカーに、いきなり相談するのは気が引ける」という場合は、話しやすい看護師や主治医などに、「がんのことやお金のことなど、いろいろ相談したいのですが……」と話してみましょう。「専門家に話してみませんか？」と、ソーシャルワーカーへつなげてくれます。

社会生活で困っていることの相談を受け、専門知識や情報を活用して支援してくれるアドバイザーです

ソーシャルワーカーとは

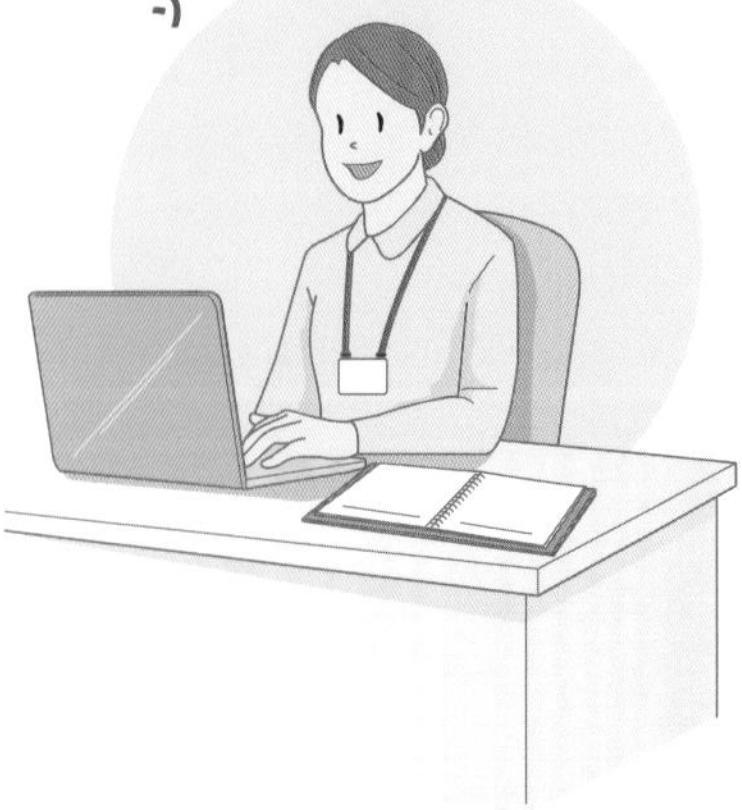

- がん診療連携拠点病院の「がん相談支援センター（30ページ参照）」にいます
- 「MSW」「医療ソーシャルワーカー」と呼ばれることもあります
- 治療に関する不安や疑問、体や心の問題、お金の問題など、幅広く相談できます
- 患者さんと福祉・介護サービスをつなぐお手伝いをします
- 患者さんだけでなく、家族からの相談も受け付けています
- 気持ちを話すだけでも、心が楽になることがあります
- 多くの場合、社会福祉士の国家資格を持っています

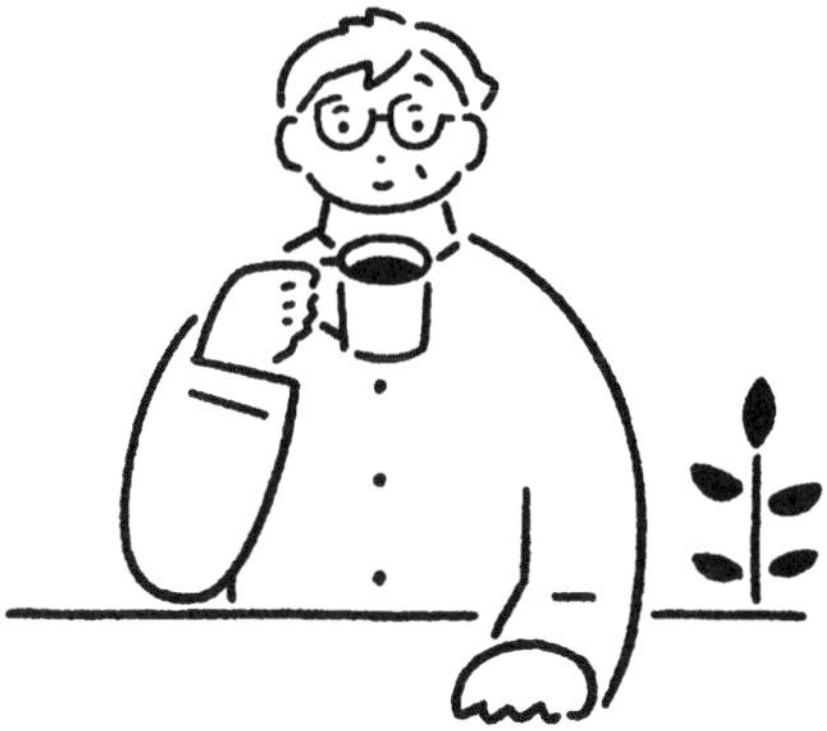

名医が教える
よくわかる
最新医学

前立腺がん

手術、放射線療法、ホルモン療法
術後の生活、食事と運動、お金のこと
自分にあう治療を選ぶために必要な情報のすべて

赤倉功一郎
JCHO東京新宿メディカルセンター
泌尿器科部長

Koichiro Akakura
M.D., Ph.D.
Japan Community Healthcare Organization (JCHO)
Tokyo Shinjuku Medical Center
Head, Department of Urology

主婦の友社

はじめに

2011年に『前立腺がんの最新治療』を上梓して以来、2015年の改訂をへて、今回新たな情報を加えて出版に至りました。前著では、前立腺がんが日本人男性のがん罹患数第1位になったことをお伝えしましたが、その後も罹患数は増え続けています。わが国の医療にとって、前立腺がんの治療や対策がますます重要な課題となっているのです。

一方で、医療の進歩には目覚ましいものがあり、過去に執筆した内容では不十分な事項が増えてきました。たとえば、前の版で紹介したMRIとエコーをドッキングさせた前立腺標的生検やロボット支援手術は広く普及し、いまや一般的な医療技術になっています。前立腺がんの領域においても、個々の患者さんに適した個別化医療が導入され、遺伝子診断などの精密な検査にもとづいた治療法の選択が実現しています。

今回の改訂では、新規薬剤や新たな技術の紹介とともに、治療体系の進化についてもくわしく解説しています。本書を手にとった方が、最新の前立腺がん医療を理解して、適切な治療や対応を選択していただければ、著者として望外の喜びです。

これまで拙著に関して、患者さんやご家族など一般の方々のみならず、医師や医療関係者からも、わかりやすかったとのありがたい評価をいただきました。これも、初版より編集に携わってくださっている主婦の友社の平野麻衣子さんライターの内藤綾子さんのご支援ならびにご助言のおかげです。この場を借りてあつく御礼申し上げます。

2023年10月

JCHO東京新宿メディカルセンター
副院長・泌尿器科部長　**赤倉功一郎**

目次

第1章 前立腺がんの検査と診断

第2章 治療を受ける前に

第3章 転移していない場合の治療法

第4章 転移・再燃している場合の治療法

第5章 治療後に起こるかもしれないこと

第 1 章

前立腺がんの検査と診断

基本的な検査の一連の流れと、精密検査について解説します。検査はどのような手順で進むのか、そこからどんなことがわかるのかを頭に入れておくと、安心して受けられるでしょう。検査は自分の体を客観的に理解する手だてとなり、とても重要です。

初期にはほとんどない自覚症状

初期に、サインとなるような症状がほとんどないのが前立腺がんの怖いところです。そのため、初期でがんを発見するには、定期的な検診が欠かせません。定期検査をスケジュールに入れましょう。

代表的な症状は排尿障害

前立腺がんにかかっても、初期に気づくことはほとんどありません。いちばん気づきやすいのが排尿障害です。しかし、前立腺がんは尿道から離れた辺縁域にできやすいため、尿道まで及んで排尿障害を自覚できたときは、がんが進行していると考えてよいでしょう。

辺縁域に起こる前立腺がんの場合、進行して大きくなれば尿道を圧迫したり、尿道に露出したりして、排尿障害がさまざまな形であらわれます。

具体的には、夜中に何回もトイレに通う（夜間頻尿）、尿線が細くなって放物線を描いて飛ばない（尿線細小）、排尿し終わるまでに時間がかかる（排尿遅延）、途中で止まり、いきまないと続けられない（尿線途絶）といった症状が出ることがあります。

このほかにも、残尿感、尿もれ、尿に血が混じる（血尿）、精液に血が混じる（血精液症）などの症状も見られます。尿閉（強い尿意があるのにまったく尿が出せない）があれば、尿道から膀胱にカテーテルというやわらかいチューブを挿入して尿を出す処置をします。

骨に転移すると激しい痛みが出る

骨盤や腰椎など骨に転移すると、背

Dr.'s アドバイス　初期に気づくのはむずかしい？

前立腺がんは初期に症状がないため、自分で気づくのはむずかしいのが現状です。しかし、検診や人間ドックなどで血液中のPSA（腫瘍マーカー・51ページ参照）値を検査すれば、初期の前立腺がんでも、疑わしい人を発見することが可能です。また、前立腺肥大症の検査を受けてみたら、前立腺がんを併発していたなど、偶然見つかることも珍しくありません。初期に前立腺がんを見つける方法は、定期的に検診を受けることが最も有効なのです。

中や腰の痛み、足のしびれなどが出てきます。このような場合は、がんがかなり広がっている状態で、脊髄神経を圧迫することにより、鈍痛から刺すような痛みまで、さまざまな痛みが襲ってきます。

また、リンパ節に転移することも多く見られます。リンパ節ががんに侵されてリンパ液の流れが滞ると、脚や陰嚢、下腹部にむくみが生じることも珍しくありません。ここまで進行してしまうと、腎臓から膀胱へ尿を送る尿管もがんに侵され、尿の流れが障害されて水腎症を起こし、腎臓の働きが低下する場合もあります。

自覚症状が少ないため、治療の機会をのがしてしまいがちなのが、前立腺がんの恐ろしさです。症状が出て受診したときには、70~80%が進行がんや転移がんの状態になっています。

要点 check

前立腺がんの主な症状

初　期 → **ほとんどない**

がんが進行すると さまざまな症状が

- **夜中に何回もトイレに通う（夜間頻尿）**
- **尿線が細くなって放物線を描いて飛ばない（尿線細小）**
- **排尿し終わるまでに時間がかかる（排尿遅延）、途中で止まり、いきまないと続けられない（尿線途絶）**　など

ほかにも

- **背骨や腰の痛み**
- **足のしびれ**
- **下肢や下腹部のむくみ**　など

Point

排尿障害は、高齢者に非常に多い症状です。前立腺肥大症（185ページ参照）にも同様の症状が出るため、検査をして前立腺がんかどうかの判別が必要です。

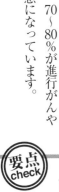

前立腺がんの罹患数・予後

高齢化社会の影響で、前立腺がんの罹患数は年々増加傾向にあります。ゆっくり進行するため、ほかのがんに比べて予後はよいものの、死亡数は減りません。定期検診で、初期に見つけることが大切です。

２０１５年から男性に最も多いがんに

国立がん研究センターによると、前立腺がんは２０１５年に日本の男性に最も多いがんとなり、以降1位をキープしています。前立腺がんは通常、60歳以降に発症し、年齢を増すごとに罹患率が上昇します。男性の平均寿命が80歳を超えている現在、長寿がそのまま前立腺がんの増加に比例しているのです。また、日本人のライフスタイルの変化に伴い、食事が欧米化して、高たんぱく、高脂肪の食事が増え、野菜の摂取が減ってきたことも原因の一つと考えられています。

さらに、前立腺がんになると、血液中に腫瘍マーカー「ＰＳＡ（51ページ参照）」が増えます。ＰＳＡの数値をはかる検査法が開発され、検診や人間ドックでも行われるようになり、発見率が飛躍的に高まりました。それまで見過ごされがちだった早期の微小ながんが見つかるようになったことも、前立腺がん増加の背景にあるといえます。

ＰＳＡ検査を受けて早期発見を

前立腺がんは進行が遅い傾向があり、予後は良好とされています。ほかのがんと比べてゆっくり進行する場合が多いことも前立腺がんの特徴です。左ページの「部位別がん死亡数」を見ると、前立腺がんは6位です。

とはいえ、死亡率は減ることがありません。ＰＳＡ検査は会社や自治体で行われる検診などでオプション扱いとなり、自分で費用を負担する必要があります。そのため、定期検診を受けて安心し、ＰＳＡ検査を受けず、症状が出てから前立腺がんに気づく人も。「すでに進行している状態だった」ということが少なくないのです。遠隔転移がある場合には、転移のない前立腺がんと比較すると予後は悪くなります。

前立腺がんは、ＰＳＡ検査で初期に発見できれば、死亡することはほとんどないといわれています。定期検診の中に、ＰＳＡ検査を組み込む自治体や健康保険組合が増えています。ぜひ、ＰＳＡ検査を受けてください。

data

部位別がん罹患数 【男性 2019年】（人）

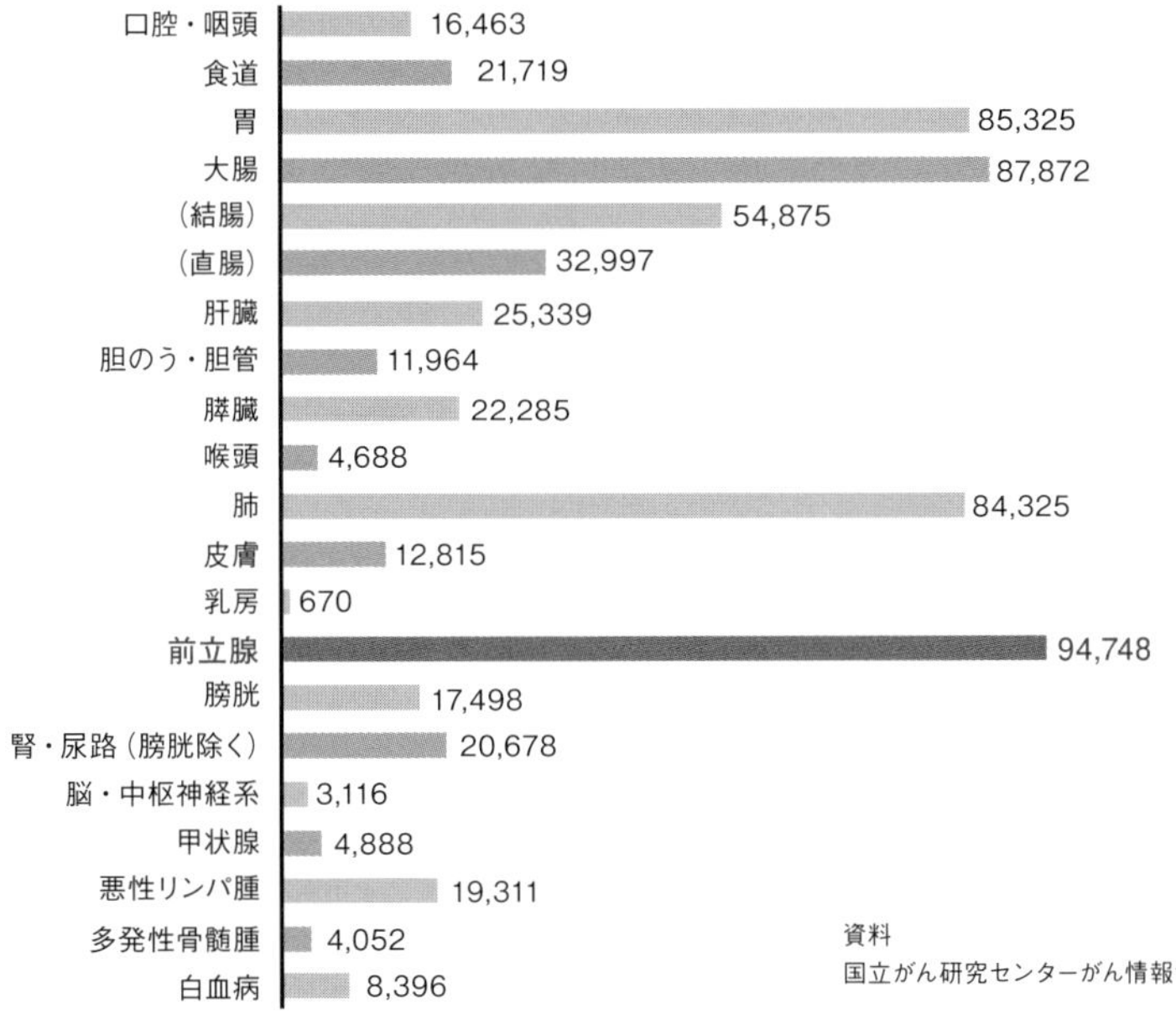

資料
国立がん研究センターがん情報サービス

部位別がん死亡数 【男性 2020年】（人）

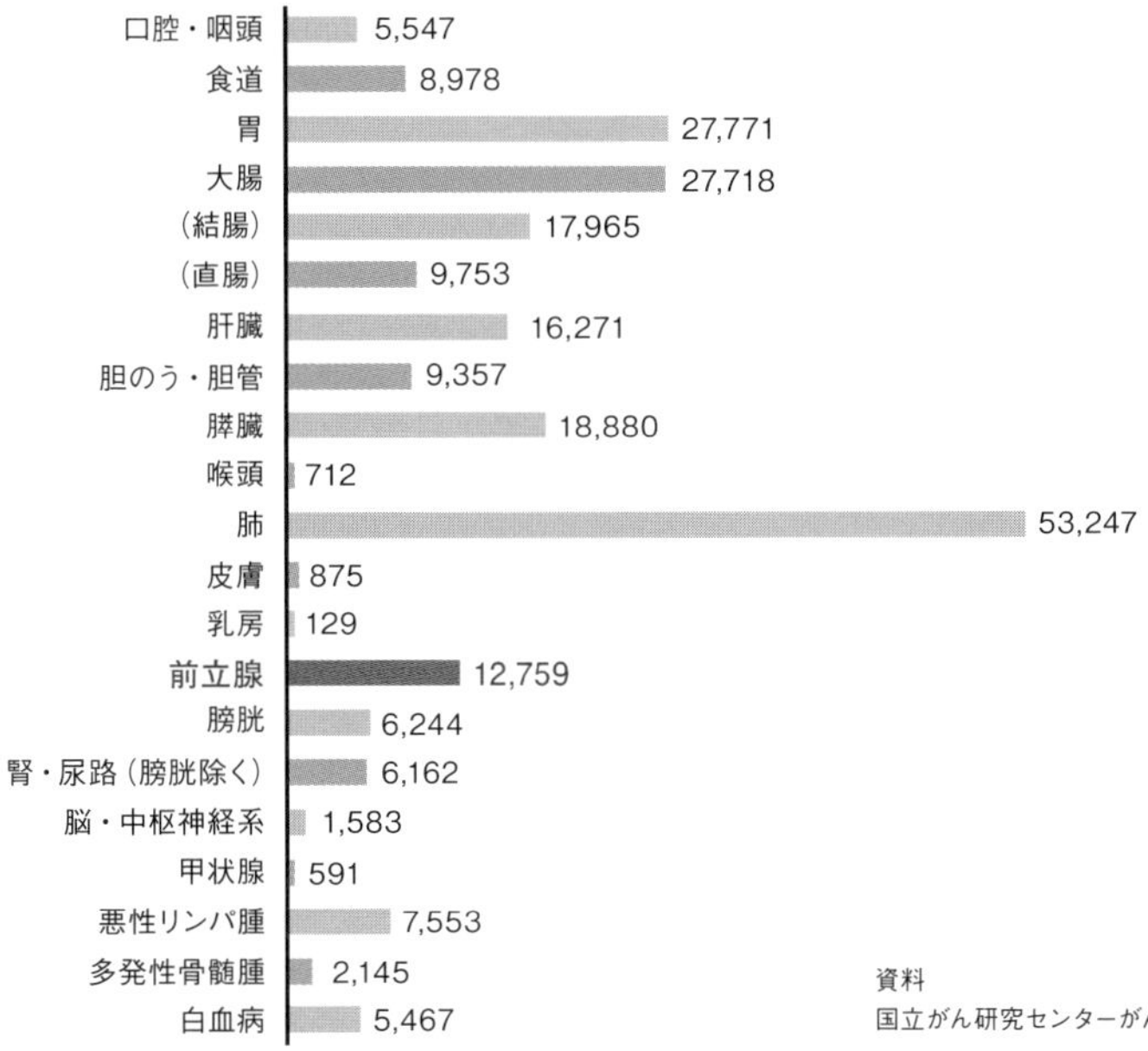

資料
国立がん研究センターがん情報サービス

コラム

前立腺がんの10年生存率

再発の可能性を10年を区切りに判断

「5年生存率」という言葉を聞いたことがあると思います。ほかの病気と比べて、がんの最大の特徴は再発することです。患者さんたちは、治療が終わったあとも、再発の不安から解放されることがありません。そこで、がんの場合は5年生存率が治癒の指標となっているのです。

そんな中、「10年生存率」という指標が新たに公表されています。これは、がんと診断された人が、10年後に生存している割合です。近年、再発しても5年以上生存できる技術が普及しています。また、前立腺がん、乳がん、大腸がん、腎がんといった進行の遅いがんは、5年以降に再発することが珍しくありません。そのため、10年で比較することが増えてきているのです。5年で「治った」と判断せず、10年間は1年に1～2回検診を受けて慎重に対応することが求められます。

がんの中で最も生存率が高い

前立腺がんは、ステージⅢまでは90%台を示し、ほかのがんと比べて生存率が最も高い数字を示しています。ただし、ステージⅣで著しく生存率が下がることも事実です。いかに早期発見と治療ができるかで、生存率がまったく違うことがわかります。

data 部位別・ステージ別 がんの10年相対生存率 2005～2008年

(%)

部位	Ⅰ	Ⅱ	Ⅲ	Ⅳ	全症例
胃	90.3	57.0	37.2	5.8	67.3
大腸	94.8	83.0	76.2	13.8	69.7
前立腺	100.0	100.0	98.5	45.0	99.2
乳房	98.3	88.7	66.6	18.5	87.5
肺	67.6	34.5	13.1	2.1	33.6
膵臓	32.1	12.2	3.4	0.9	6.6

資料　全国がんセンター協議会

前立腺がんになりやすい人とは

前立腺がんになりやすい人の傾向は、いくつかわかっています。加齢は大きく影響しており、長寿国日本としては、前立腺がんとの向き合い方がこれからの課題となるでしょう。

高齢、遺伝、高脂肪食が大きく関係している

なぜ前立腺がんにかかってしまうのか、その原因ははっきり分かっていません。しかし危険因子として、加齢や遺伝的要因、食生活などの生活習慣があげられています。

●年齢

前立腺がんは60歳からふえ始め、70歳以上が最も多くなる、まさに高齢者のがん。加齢とともに発生率が急カーブで上昇することが顕著です。50歳を過ぎたら、症状がなくても定期的に検診を受けることが理想的といえるでしょう。

●遺伝

父親か兄弟に前立腺がんになった人が1人いると、本人がかかる危険性が高まるという報告があります。また、一親等（父）と二親等（祖父・兄弟）の両方に前立腺がんにかかった人がいる場合、リスクはさらに高まるといわれます。こうしたことから、血縁者に前立腺がんにかかった人がいると、本人もかかるリスクが高まるという遺伝的関与があると考えられています。

また、家族性の前立腺がんは、40代など若いころから発症することが珍しくありません。そのため、心当たりがある人は、40歳くらいから積極的に検診を受けることがすすめられます。

動物性脂肪のとりすぎはリスクを高める

●食生活の欧米化

魚や野菜を中心とした和食から、肉を中心とした欧米食へと変化している現代人。動物性脂肪のとりすぎは、前立腺がんのリスクを高めるとされています。牛肉、豚肉、ミルク、チーズ、卵など高脂肪食品をとりすぎていると思ったら、ぜひ見直してみましょう。

また、緑黄色野菜の不足も危険因子として指摘されています。みそ、納豆、豆腐などの大豆製品には前立腺がんを抑制する効果があるとされています。

問診・尿の検査

問診は、どのような病気でも必ず行われます。前立腺がんが疑われる場合、主にどのようなことを聞かれるかを確認しておきましょう。同時に、排尿の状態もくわしく検査されます。

年齢や家族歴は重要な情報

事前にＰＳＡ検査（51ページ参照）を行い、前立腺がんの疑いがあるといわれた人は、泌尿器科で前立腺がんの基本的な検査をすることになります。

一連の検査は、ほかの病気と同じように問診から始まるのが通常です。患者さんの病歴や自覚症状、排尿障害の程度、ほかの病気で治療を受けていないかなどが聞かれるでしょう。それらは、現在の体の状態を把握するためのデータとして、カルテに記録されます。

既往歴や症状、家族歴や服用中の薬などは必ず聞かれるので、あらかじめメモしておくとスムーズです。「お薬手帳」があれば、持参するとたいへん便利です。前立腺がんの問診では、排尿の状態や性交渉など、通常ではなかなか他人に話しづらいことも質問されます。しかし、どんなことでも病気を確実に診断するためには大切な情報なので、正直に答えてください。

排尿の状態は治療法選択の目安に

問診のあとに、Ｉ-ＰＳＳ（国際前立腺症状スコア）およびＯＡＢＳＳ（過活動膀胱症状スコア）をつけます。これは排尿障害の程度を点数化したものですが、これによって前立腺がんの診断や重症度が決まるわけではありません。しかし、同じような症状が出る前立腺肥大症や過活動膀胱の重症度を見るためには必要です。前立腺がんを合併していた場合、排尿障害の程度で治療法の選択も変わってくるため、点数化が重要なのです。

そのほか、尿検査・尿流量測定検査・残尿検査も行い、排尿の状態を調べます。尿検査では、尿の色やにごりなどがチェックされ、尿タンパク、尿糖、尿潜血反応、感染や細菌の有無などがわかります。尿流量測定では、いつもどおりに尿をためてから自動的に記録される測定装置に排尿し、尿の勢いをはかります。その直後にベッド上であおむけになり、エコーを下腹部に当てる残尿検査が実施され、残尿の量から膀胱の異常などを調べます。また、血尿が出た場合などに尿細胞診を行うことがあります。主に膀胱がんや腎盂（じんう）がん・尿管がんを調べる検査ですが、前立腺がんでも、尿道や膀胱にがんが浸潤すると、尿中にがん細胞があらわれることがあるためです。

ZOOM UP

排尿トラブルのチェック
—— I-PSS（国際前立腺症状スコア）

❶～❼の質問について、あなたの症状に該当する数字に○をつけ、合計点を出してください。

	質問	まったくなし	5回に1回未満の割合	2回に1回未満の割合	2回に1回くらいの割合	2回に1回以上の割合	ほとんどいつも
❶	最近1カ月間、排尿後にまだ尿が残っている感じがありましたか。	0	1	2	3	4	5
❷	最近1カ月間、排尿後2時間以内に、もう一度トイレに行かなければならないことがありましたか。	0	1	2	3	4	5
❸	最近1カ月間、排尿途中に尿が途切れることがありましたか。	0	1	2	3	4	5
❹	最近1カ月間、排尿をがまんするのがつらいことがありましたか。	0	1	2	3	4	5
❺	最近1カ月間、尿の勢いが弱いことがありましたか。	0	1	2	3	4	5
❻	最近1カ月間、排尿開始時にいきむ必要がありましたか。	0	1	2	3	4	5
❼	最近1カ月間、床についてから朝起きるまで、普通何回排尿に行きましたか。	0回	1回	2回	3回	4回	5回以上
		0	1	2	3	4	5

上記の合計点数が　0～7点 ＝ 軽症
8～19点 ＝ 中等症
20点以上 ＝ 重症

ZOOM UP

過活動膀胱症状スコア（OABSS）

❶〜❹の質問について、あなたの症状に該当する点数に○をつけ、合計点を出してください。

	症状	点数	頻度
❶	朝起きたときから寝るまでに、何回くらい尿をしましたか。	0	7回以下
		1	8〜14回
		2	15回以上
❷	夜寝てから朝起きるまでに、尿をするため何回くらい起きましたか。	0	0回
		1	1回
		2	2回
		3	3回以上
❸	急に尿がしたくなり、がまんがむずかしいことがありましたか。	0	なし
		1	週に1回より少ない
		2	週に1回以上
		3	1日1回くらい
		4	1日2〜4回
		5	1日5回以上
❹	急に尿がしたくなり、がまんできずに尿をもらすことがありましたか。	0	なし
		1	週に1回より少ない
		2	週に1回以上
		3	1日1回くらい
		4	1日2〜4回
		5	1日5回以上

上記の合計点数が　5点以下 ＝ 軽症
6〜11点 ＝ 中等症
12点以上 ＝ 重症

ＰＳＡ検査（腫瘍マーカー検査）

ＰＳＡ検査は、前立腺がんを初期のうちに発見するためにたいへん有効で、精密検査を行うかどうかの目安としても活用されています。しかし数値が高いからといって、がんとは限りません。

血液検査で早期にがんを発見できる

前立腺がんは、血液中の腫瘍マーカーを調べることで、比較的早期に見つけることができます。腫瘍マーカーとは、体内に腫瘍（がんを含む）が発生したときに、腫瘍の細胞組織が血液中に放出するタンパク質などのことです。健康な人でもわずかに出ていますが、特定の腫瘍ができると増加するため、がんの有無や進行度などの推測、治療法の効果の判定、がんの再発を発見する目安となるのです。

前立腺がんの場合は、血液中の「ＰＳＡ」という腫瘍マーカーの数値（濃度）が高くなります。ＰＳＡとは、Prostate Specific Antigen（プロステート・スペシフィック・アンティジェン）の略で、日本語では「前立腺特異抗原」といいます。

ＰＳＡは、前立腺上皮から分泌されるタンパク分解酵素で、正常であれば精液中に分泌されます。しかし前立腺がんにかかるとＰＳＡが血液中に混じるようになるのです。ＰＳＡ値が高いほど前立腺がんの可能性が高まり、がんが発見されたときの進行度も高くなります。一般に、１mℓの血液中に含まれるＰＳＡは４・０ng※以下が基準値と設定されていて、前立腺がんの人の90％はこれより高い値を示します。

ただし、ＰＳＡ値が高いからといって、必ず前立腺がんと診断されるわけ

memo

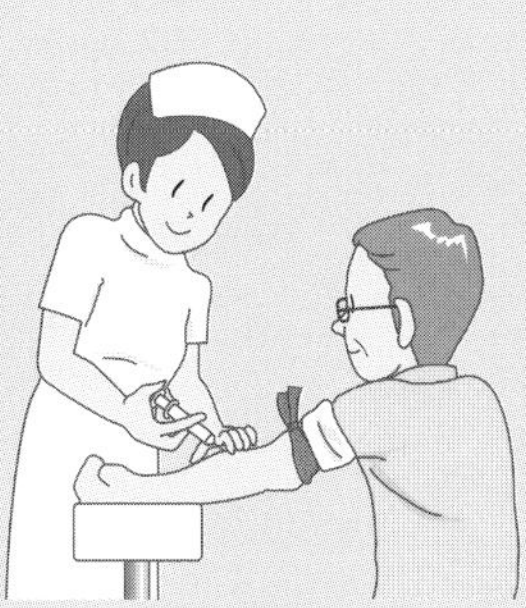

ＰＳＡ検査は、腕から採血するだけで簡単にすみます。

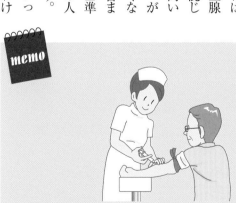

ではありません。年齢が上がるだけでも数値は高くなるし、前立腺の病気である前立腺肥大症や前立腺炎、尿閉（尿がまったく出なくなる）が起こったときでも上昇します。前立腺がんであるかどうかの判定は、生検（60ページ参照）など、ほかの精密検査と組み合わせて総合的に判断します。

一般検診や人間ドックで活用されている検査法

前立腺がんは、初期にはほとんど自覚症状がありませんが、がん細胞があると、症状がなくてもPSA値が上昇します。そのためPSA検査は、初期の段階から前立腺がんの可能性をチェックできる画期的な検査法です。自治体や会社の定期健診では必須項目でないところも多いので、50歳を過ぎたらかかりつけの病院でPSA検査をする心がけが大事です。

注目! PSA基準値（単位：ng/mℓ）

※ng（ナノグラム）は10億分の1g

住民検診	人間ドック
対象 50歳以上の男性 （家族歴がある場合は40歳以上）	対象 40歳以上の男性

PSA 基準値		
全年齢層PSA基準値	年齢階層別PSA基準値	
0.0 ～ 4.0ng/mℓ	64歳以下	0.0～3.0ng/mℓ
	65～69歳	0.0～3.5ng/mℓ
	70歳以上	0.0～4.0ng/mℓ

PSA検査の基準値には「全年齢層PSA基準値」と「年齢階層別PSA基準値」の2種類がある。

市区町村の住民検診、あるいは施設によりどちらを基準値とするかは異なる。

ＰＳＡ検査のＦ／Ｔ比・プロステートヘルスインデックス（ｐｈｉ）

ＰＳＡ検査でグレーゾーンの数値が出たとき、前立腺生検を行うかは迷うところです。そこで、必要のない検査を回避できるための指標があります。ＰＳＡ検査のセカンドスクリーニングとして有効です。

ＰＳＡグレーゾーンで不必要な生検を回避

ＰＳＡ値が４・０～10・０ng／mℓは「グレーゾーン」といわれ、25～40％の割合でがんが発見されます。そんなグレーゾーンの患者さんを対象にした、前立腺がんの診断補助のための指標が、「Ｆ／Ｔ比」と「プロステートヘルスインデックス（ｐｈｉ）」という腫瘍マーカーです。どちらも、がんの診断精度がＰＳＡ検査単独よりも高い検査。可能な限り前立腺がんを見落とさず、不必要な前立腺生検を減らすことができると考えられています。

●Ｆ／Ｔ比

ＰＳＡは主に前立腺からつくられるタンパク質ですが、その中には「フリーＰＳＡ」と呼ばれるタンパク質が含まれています。ＰＳＡ全体を１００％とした場合、フリーＰＳＡが何％含まれているかの比率を算出した数値がＦ／Ｔ比です。ＰＳＡは、前立腺がん以外の前立腺肥大症や前立腺炎などでも値が上昇します。そのため、Ｆ／Ｔ比は前立腺がんと前立腺肥大症などとを鑑別するための指標としても有用です。

Ｆ／Ｔ比が25％以下なら前立腺生検を

フリーＰＳＡは、前立腺がん細胞には少なく、良性の前立腺細胞には多いことがわかっています。Ｆ／Ｔ比が低いほど、前立腺がんが存在している可能性が高いのです。Ｆ／Ｔ比が25％以下なら前立腺がんの可能性が高いと考え、前立腺生検がすすめられます。

●プロステートヘルスインデックス（ｐｈｉ）

トータルＰＳＡとフリーＰＳＡおよび、ＰＳＡ前駆体である[-2]プロＰＳＡの測定値から算出された指標です。特に[-2]プロＰＳＡは、がん組織中に蓄積しやすく、血中にももれ出るため、前立腺がんにおいては、[-2]プロＰＳＡの数値が上昇します。そのため、がんの有無や悪性度の高低が推測しやすくなり、27・2以上であれば前立腺生検がすすめられます。２０２１年より、ＰＳＡ検査に追加する血液検査として保険適用になりました。

直腸診

直腸診に抵抗感をいだく人も多いのですが、見た目ほど痛みはないのでリラックスして受けましょう。前立腺の状態を知り、がんの有無を確認するのに欠かせない検査です。

直腸の壁ごしにさわり前立腺の状態を確認

直腸診は、医師が肛門から直腸に指を挿入し、直腸の壁ごしに前立腺をさわってみる検査法です。前立腺は、直腸のすぐ前にあるため、肛門から指を入れると、前立腺の背面にふれることができるのです。

診察室では、「前立腺を触診しますからズボンと下着を下げて、ベッドに向こう向きになって寝てください」などと医師にいわれるでしょう。患者さんは、下半身の衣服や下着を脱ぎ、診察台の上で左ページの図のような姿勢をとります。医師はゴム手袋をはめ、潤滑剤をつけた人さし指もしくは中指を肛門から挿入して、前立腺の大きさ、表面が平らかでこぼこか、弾力があるか石のようにかたいか、左右対称か否か、がんが疑われるかたいしこりの有無などを、数秒のうちに調べます。

力を入れず、口を開けて息を吐く

この検査をスムーズに受けるコツは、下半身に力を入れないことです。力んでしまうと、肛門括約筋が締まって、逆に痛く感じます。口を開けて、ハーッと息を吐くようにすれば楽です。

前立腺がんの一部のタイプには、PSA検査で正常値を示すがんもあります。そのようなやっかいながんを見つける場合、直腸診は非常に役立つ検査

Dr.'s アドバイス　**痔のある人は事前に伝えて**

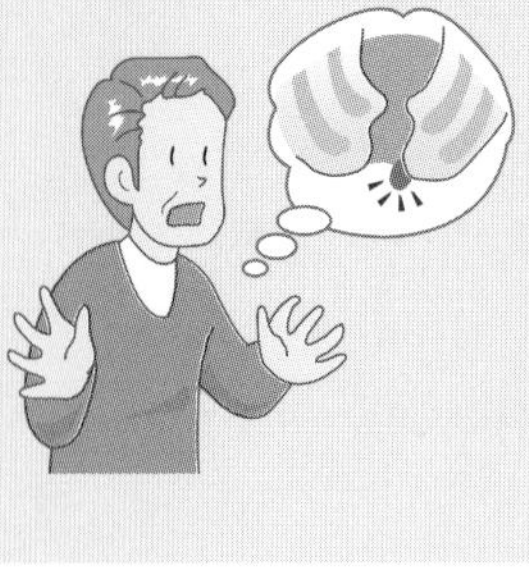

痔のあることがわかっている人は、検査の前に伝えてください。潤滑剤の量を多くしたり、指を肛門に挿入するとき、いつもより慎重に対処するなど、医師も配慮すると思います。

法といえるのです。

しかし、この検査は医師が直接指でふれるだけなので、客観的な数値でのデータであらわすことができません。指にふれるくらいかたいがんというのは、TNM分類のステージ（8ページ参照）でいえばT2~T4くらい進行しています。T1cなど初期のがんは直腸診だけではわかりません。また、前立腺の背面しかわからないため、がんが前側に発生していると、指でふれることができずに見落とす可能性もあります。

ですから最終的な診断をするためには、PSA検査や超音波検査、生検などの検査を組み合わせて行います。

前立腺がんが見つかったときは、そのがんが前立腺部にとどまっている（限局）かどうかの判定や、とどまっている場合の病期分類（8ページ参照）にも必要となる検査です。

知っておきたい　直腸診を受けるときの姿勢

膝肘位（しつちゅうい）

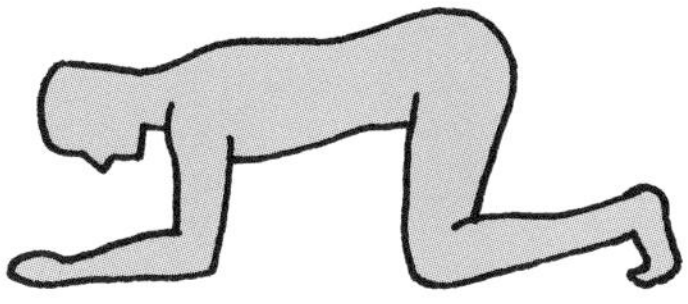

ひじとひざをつく

仰臥位（ぎょうが い）

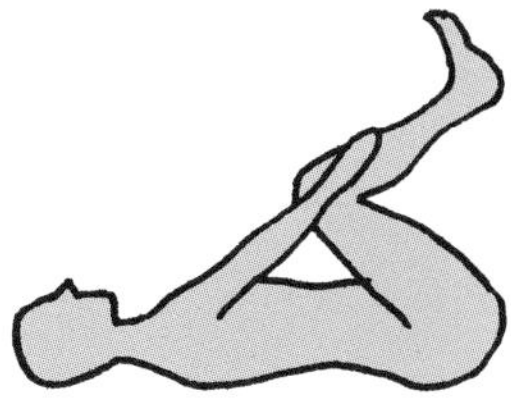

あおむけに寝て、両ひざをかかえる

側臥位（そくが い）

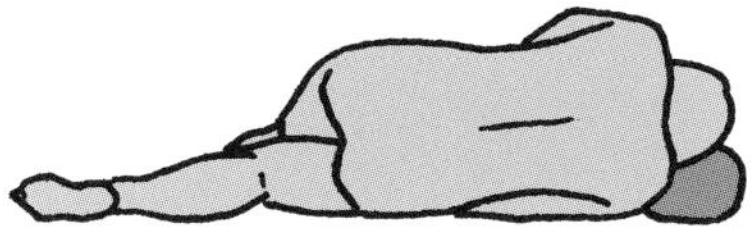

横向きに寝て、上側のひざを曲げる

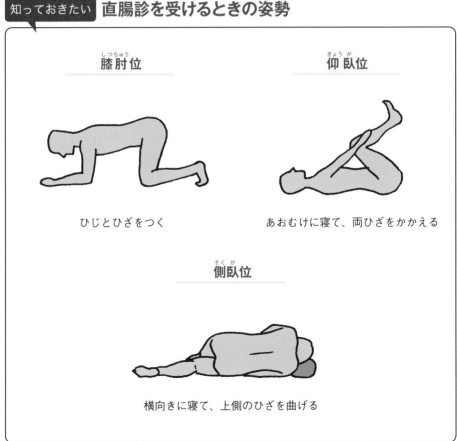

超音波検査

前立腺に超音波を当てて、そのエコー（反響）を画像として読みとる検査です。腫瘍マーカーや直腸診ではわからない部分が映し出され、前立腺がんの可能性を教えてくれます。

細いプローブを肛門から挿入する

超音波検査には、経腹的超音波断層法と、経直腸的超音波断層法があります。前者は、超音波を出したり受けたりする装置（プローブ）を腹部に当てることで、前立腺の断面を見ます。後者は、患者さんに横向きに寝てもらい、人さし指ほどの太さのプローブにゼリーを塗布し、肛門から挿入します。経腹よりも鮮明で正確な画像を得ることができるので、前立腺がんの検査では、後者のほうが有効です。

経直腸的超音波断層法では、前立腺の大きさや形、内部の構造などを調べます。たとえば、直腸診のとき指にかたいものがふれても、それががんなのか結石なのかわかりませんが、超音波検査なら判別することができます。また、前立腺の大きさを正確に測定することができ、超音波の画像から、前立腺がんの部位を推定することも可能です。

ただし、ある程度がんが大きくなければ観察することはできないので、この検査法による早期前立腺がんの発見は困難です。

前立腺の大きさや形状を調べる

前立腺がんが疑われる画像には、次のような特徴があらわれます。

参考　経直腸的超音波断層法で使用されるプローブ

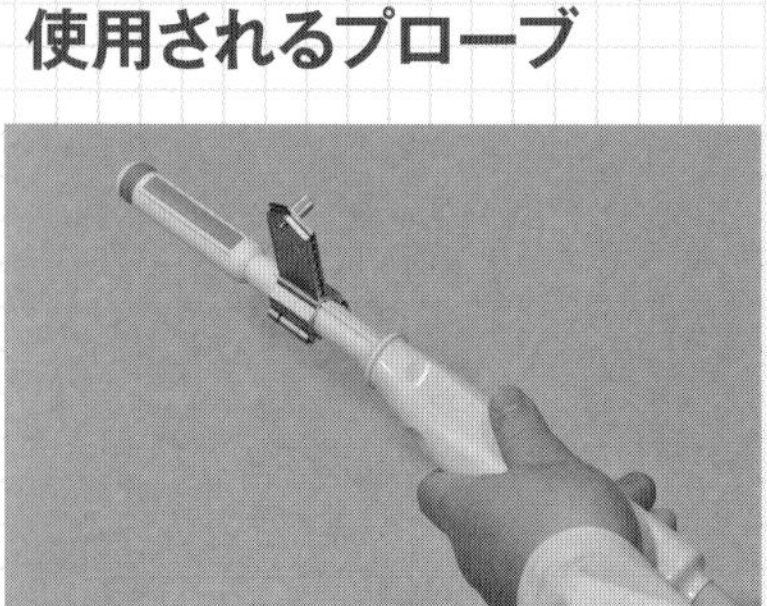

● 前立腺の形の違和感

健康な人の前立腺は栗のような形をしていてほぼ左右対称ですが、前立腺がんがあると、いびつになり、左右対称ではありません。

● 前立腺被膜のエコーの乱れ

前立腺の被膜エコーが不整になったり断裂したりします。また、前立腺の前後の長さが異常に長くなったり、移行域と辺縁域の境がわかりにくくなることがあります。

● 不規則なエコー画像

健康な前立腺の内部画像は均一の明るさを保っています。しかし、がんがあると、そこだけ暗く映し出されます（低エコー領域）。

● 異常血流像

最近では、ほとんどの前立腺専門施設では、血流の状態を把握できるカラードプラ法が採用されています。これにより、がんに栄養を供給する異常な血管が増殖しているのを確認することができます。

注目!

超音波検査で見た正常な前立腺

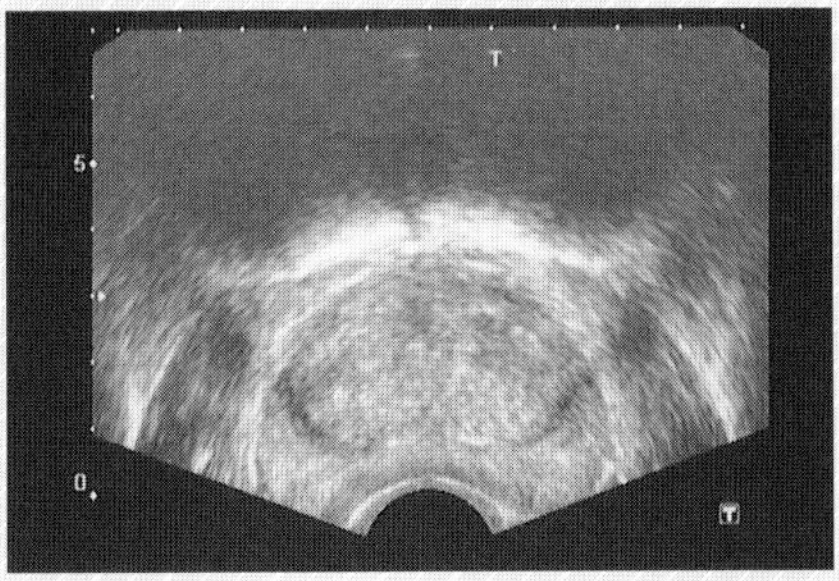

超音波検査で見た前立腺がん（低エコー領域）

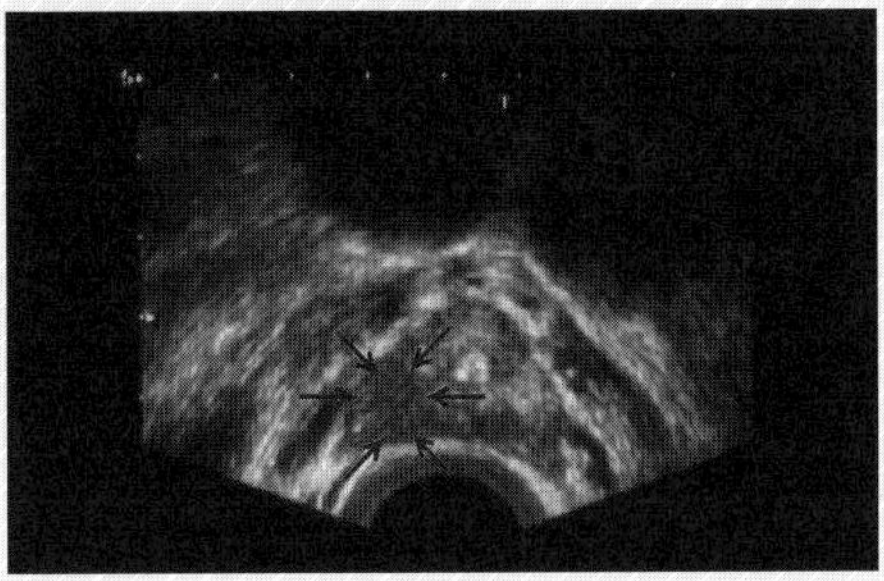

進歩したMRI検査

医療機器は日々進歩しており、MRIもその一つ。1台で複数の撮像による画像が得られ、あらゆる角度からがん細胞をとらえることが可能になり、早期がんの発見に役立っています。

がんの広がりだけでなく、発見も可能に

MRI検査は、人体の磁気共鳴作用を利用し、体に電磁波を当ててコンピュータで画像化するものです。従来のMRIはT2強調画像を基本とし、がんの前立腺皮膜への広がりや、精嚢、直腸、膀胱など、周辺臓器への広がりを調べるのに適していました。がん病巣の発見ではなく、発見された前立腺がん進展の診断が主な役割でした。

しかし、近年のMRI装置の進歩には目覚ましいものがあります。最新のMRIでは、T2強調画像のほか、拡散強調画像、ダイナミック造影像などが同時に撮影できるようになりました（マルチパラメトリックMRI）。多岐にわたる撮影法で総合的にがん細胞をとらえることで、T2強調画像だけでは困難とされていた、移行域を含む内腺部に存在する微小な早期前立腺がんの発見も可能といわれています。さらに、PI-RADSバージョン2（前立腺画像報告データシステム）という方法で、がんの疑わしさをスコア化して診断に役立てています。

磁力も大きくなり、より鮮明に病変がわかる

臨床に使用されているMRIには0・2〜3・0テスラ（テスラとは、磁力の大きさをあらわす単位）があり、数値が大きいほど解像度がよく、質の高い画像を撮影することができます。最近では高質の3・0テスラが主流になってきています。磁気の強さが2倍になると感度が4倍になり、1・5テスラでは小さくてわかりにくかった病変が、より鮮明に映し出され、早期発見・治療に期待が高まっています。

従来は、前立腺生検で確定診断されたあとに検査していたMRI。しかし、機器の飛躍的進歩により、前立腺生検の前にMRIを行う病院が増えました。

MRIは強力な磁石の中に入って電波を照射して行います。安全のため、心臓ペースメーカー、体内自動除細動器、ステント、歯科用インプラント、入れ墨を入れている人は事前に申し出る必要があります。

参考

T2強調画像で見た前立腺がん

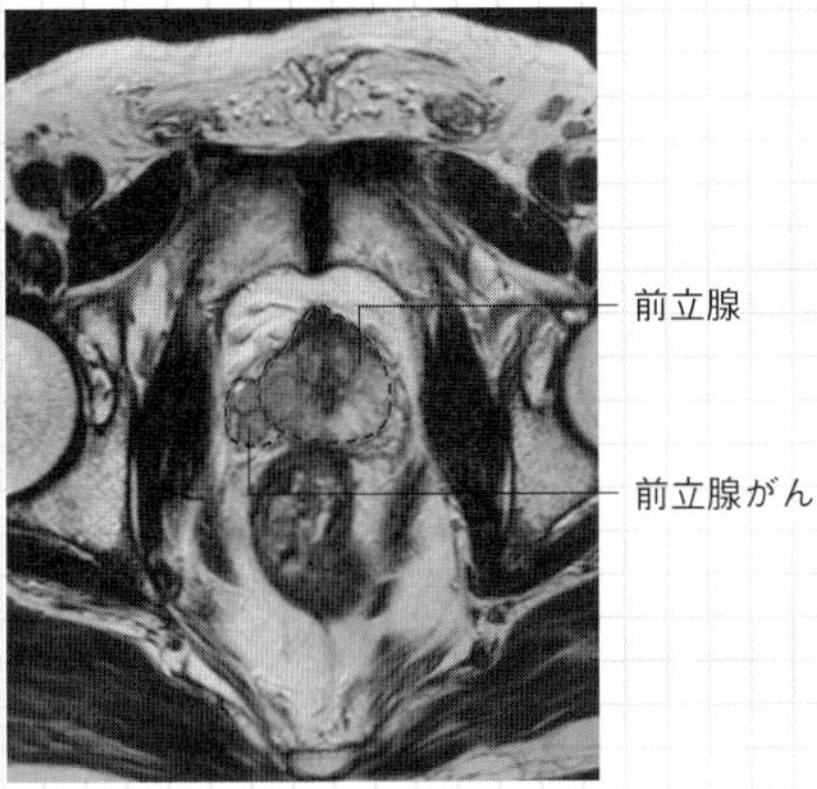

拡散強調画像で見た前立腺がん

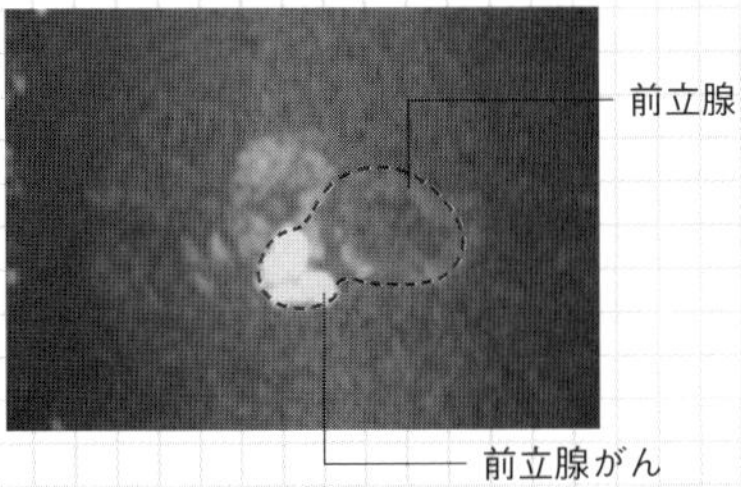

参考　前立腺がんになりやすい人

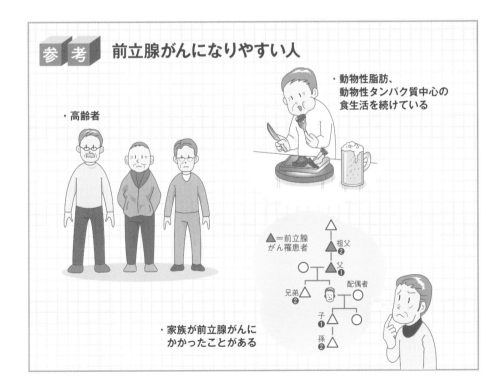

・**動物性脂肪、動物性タンパク質中心の食生活を続けている**

・**高齢者**

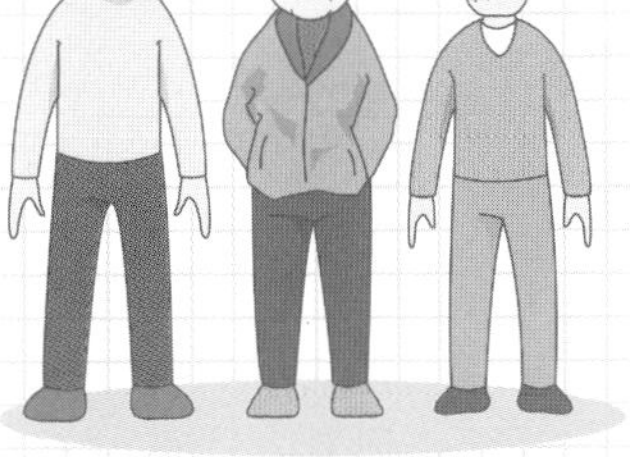

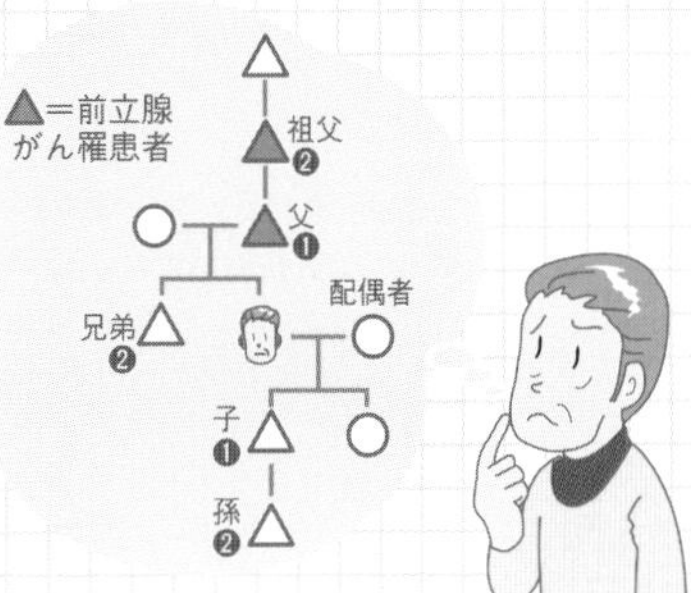

・**家族が前立腺がんにかかったことがある**

確定診断——前立腺生検

ＰＳＡ検査など一連の検査でがんの疑いが出たときは、前立腺生検が必要です。採取された組織を調べ、がん細胞の有無や悪性度をくわしく判定します。

がん細胞を切りとり、顕微鏡で調べる

生検とは、生体（組織）検査の略で、前立腺生検では組織を採取して顕微鏡で確認し、がん細胞があるかないか、あればどのくらいの悪性度なのかを調べます。最終的ながんの確定診断をするために、いちばん重要な検査といえるでしょう。

ＰＳＡ値が基準値を超えている人、直腸診で前立腺にかたい部分がふれる人、超音波検査でがんの疑いがある人、ＭＲＩ検査で異常所見がある人が対象です。

現在、前立腺生検で最もよく使われるのは「針生検」という方法です。まず、肛門から超音波検査用のプローブを入れます。プローブで探知してモニターに映し出される前立腺画像を見ながら、バイオプティガンという自動生検装置を用いて、直腸内腔もしくは会陰から前立腺に針を刺すといった手順です。

前立腺の組織は、10〜12カ所以上針を刺して採取することが推奨されており、６カ所から20数カ所までと、刺す本数は施設によって違います。

生検では、がんの有無だけでなく、具体的ながんの広がり、ＰＳＡ検査や超音波検査ではわからなかったがんの悪性度やがんの遺伝情報など、重要な情報を得ることができます。

これは、今後の治療方針を決めるの

Dr.'s アドバイス

血液をサラサラにする薬を飲んでいる人は、必ず伝えて

心筋梗塞や脳梗塞などの心配がある人は、ワーファリンやバイアスピリンなどの抗凝固薬（いわゆる血液をサラサラにする薬）を飲んでいることがあります。その場合、前立腺生検による出血が止まらない事態になることも考えられます。あるいは、麻酔の方法を変えることもあります。服用している薬は、どんな薬でも必ず医師に伝えてください。生検を受ける前後に、抗凝固薬を服用するかどうか、主治医の判断を仰ぎましょう。

に役立ちます。

外来や入院で実施。施設によって違う

前立腺生検を受けるときは、検査日の半日前から絶食して直腸の中を空にしておく必要があります。また、生検後数日間は抗生物質を服用して、感染症を予防します。

組織の採取自体は30分程度で終わります。通常は局所麻酔や腰椎麻酔で行われ、まれに出血や感染症などの合併症が起こる心配があるので、1泊程度入院します。一方、外来で麻酔なしあるいは局所麻酔ですませ、日帰りできる施設もあります。

検査後1週間くらいは、前立腺を刺激しないように、バイクや自転車に乗ることを控えます。

Point 前立腺生検

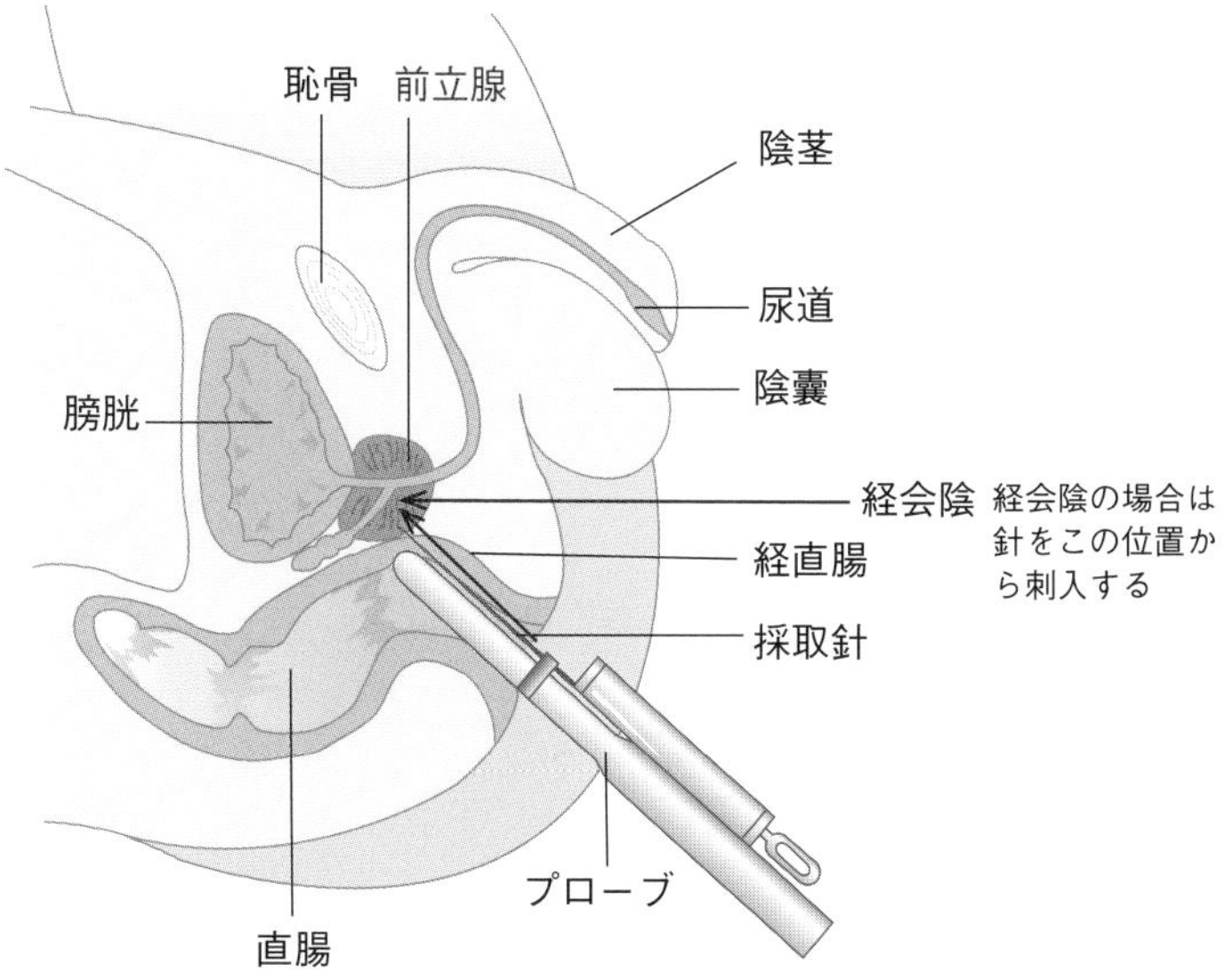

直腸内腔から針を刺して前立腺の組織を採取する（経直腸）。直腸には痛みを感じる神経がないため、直腸側から刺す場合は痛みが少ない。一方、会陰から刺す場合は感染のリスクが低い（経会陰）

画像検査——CT／骨シンチグラフィー

前立腺がんが発見されたら、画像検査を受けることになります。ここでがんの転移の有無や広がり具合を見て、最終的な治療方針が決まります。

がんの広がり具合を見るのに役立つ

前述した前立腺生検で前立腺がんが見つかった場合、最終的な治療方針を決定するために、ほかの部位に転移がないかどうか検査します。これには、「CT（コンピュータ断層撮影）検査」や「骨シンチグラフィー」といった画像診断がとても有効です。

CT検査は、基本的にはレントゲンと同じ原理。体を通り抜けたX線の強弱をコンピュータで計算して、いろいろな角度から体内の詳細な画像を連続的に撮影します。体の周囲を360度回転するX線発射装置からX線を当て、コンピュータで処理することにより、1cmから数mm間隔で体の輪切り画像がモニターに映し出されます。

検査にかかる時間は5分程度で、肝臓やリンパ節などに転移していないかといった、広い範囲でのがんの進行具合がわかります。骨の後ろに隠れているがんや、臓器が重なってわかりにくいがんも見つけやすい利点があります。

がんのCT検査ではヨード造影剤を静脈に注入しますが、それによるアレルギー反応が起こる場合もあるため、アレルギーやぜんそくがある人は必ず伝えましょう。

骨転移しやすいため骨シンチグラフィーは必須

前立腺がんは、骨に転移しやすいという特徴を持っています。早期の骨転移発見に欠かせないのが骨シンチグラフィーです。骨にできたがん病巣に集まる性質があるアイソトープ（放射性同位元素）を、静脈注射もしくは点滴したあとに撮影します。すると、がんのある部分にアイソトープが集積し、黒く映し出されることでがんの転移がわかるという仕組みです。検査に使用する薬剤の放射線はごく微量なので、数日中には尿や便から排出されて放射能はなくなります。

ただし、骨シンチグラフィーでは炎症や骨折の場合も黒くなるので、これだけで正確な診断はできず、CTやMRI検査などほかの検査と合わせて総合的に判断します。

参考

骨シンチグラフィーで見た前立腺がん

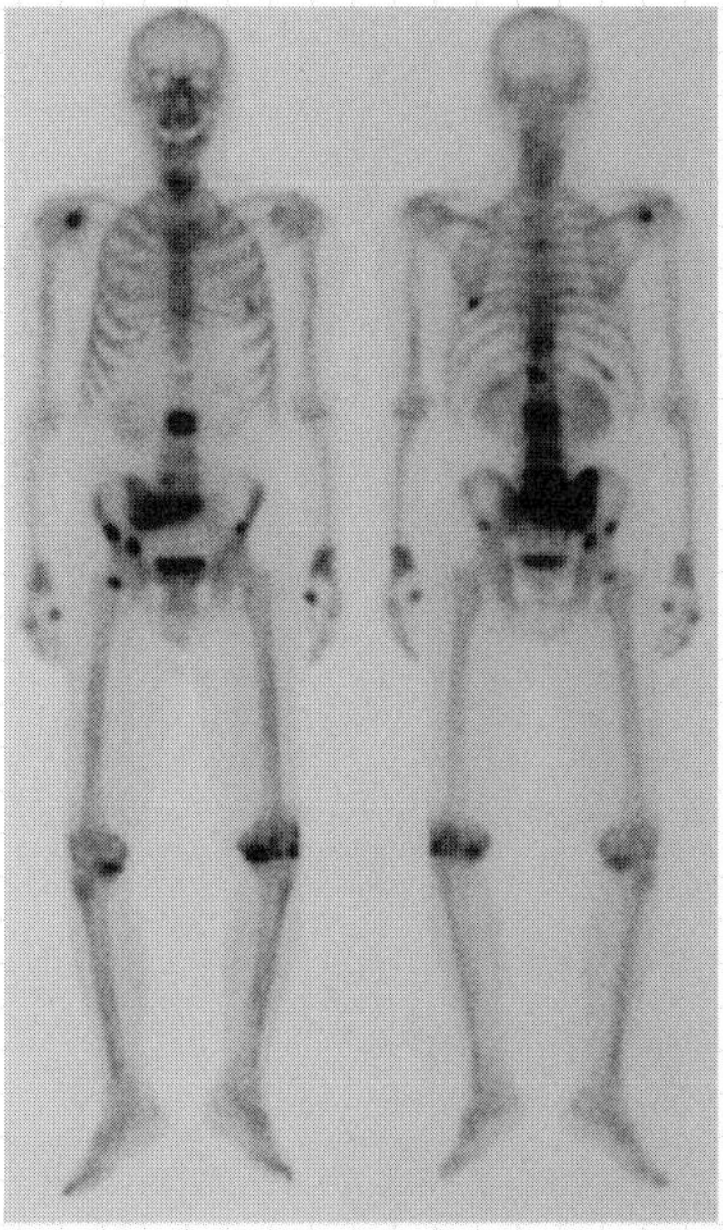

骨が黒くなっている部分ががん転移病巣

CT（コンピュータ断層撮影）で見た前立腺がん

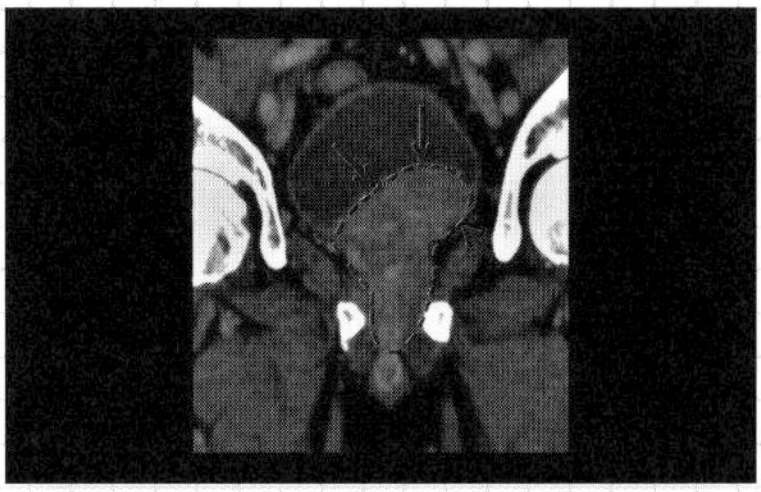

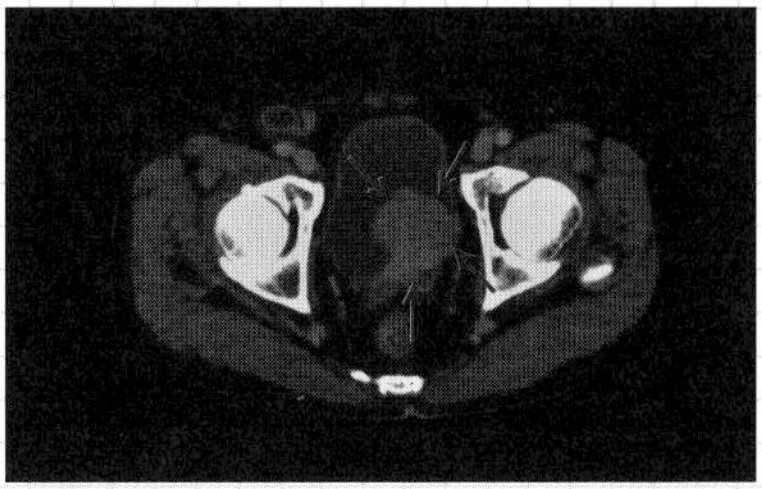

Dr.'s アドバイス　MRIは確定診断の前に

以前は、がんの広がり具合を判断するためにMRI（Magnetic Resonance Imaging 磁気共鳴画像撮影）も利用されていました。しかしMRIは、ここ数年の飛躍的な進歩により、がんの有無もわかるようになってきています。そのため、前立腺生検の前に行う病院も増えてきました。

生検のあとにMRI検査を行うと、生検による出血や浮腫（むくみ）のために正確な診断がしづらくなります。そこで、生検の前にMRI検査をして前立腺内のがん病巣をくわしく調べることがすすめられています。

コラム

悪性度の評価法「グレードグループ分類」

グリソンスコアと併記される

前立腺がんの悪性度を評価するため、「グリソンスコア」（10ページ参照）が2010年に統一され、全世界で活用されてきました。しかし、問題点がいくつか指摘されています。

たとえば、理論的には2〜10の9段階評価であるにもかかわらず、臨床では「1」「2」の評価はつかないので、現実のスコアは6〜10のいずれかにしかふり分けられません。また、グリソンスコア「3＋4＝7」と「4＋3＝7」の予後は異なるのに、両方とも「スコア7」となり、患者さんの誤解を招きやすいことも。これらを解決するために2013年に提唱され、ISUP2014のコンセンサス会議で承認されたのが、「グレードグループ分類」です。

グレードグループ分類は、グリソンスコアをもとにして、各スコアを適切にグループ分けして1〜5に設定。数値が増すごとに悪性度が高くなります。

最近では、グリソンスコアとグレードグループ分類が併記されることが一般的になりました。グレードグループ分類は2016年に発刊された新WHO分類にも収載されており、今後は国際的な標準になると考えられています。

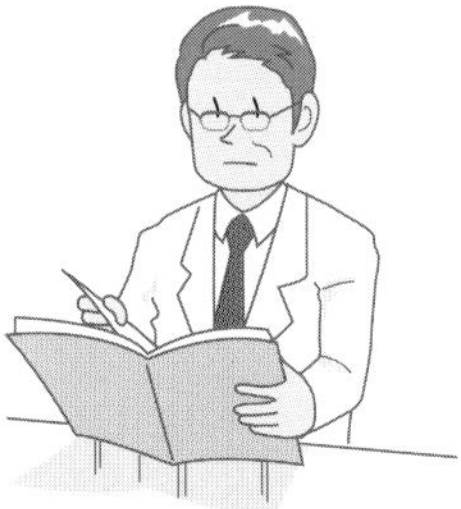

data グレードグループ分類 グリソンスコア

グレードグループ分類	グリソンスコア	
1	2〜6	PSA再発のリスクが低い。転移はない
2	3＋4＝7	PSA再発の可能性がある。転移はほとんどない
3	4＋3＝7	PSA再発の可能性が多少高い。まれに転移が見られることも
4	4＋4／3＋5／5＋3＝8	PSA再発のリスクが高い。転移が見られることも
5	9〜10	PSA再発のリスクが最も高い。転移がよく見られる

（PSA再発については162ページ参照）

第2章

治療を受ける前に

治療を受ける前に、前立腺がんの情報をあらゆる角度から知っておきたいものです。病院選びのポイントから治療法、入院のことまで、全体的な治療に関する流れを把握しておきましょう。

情報を集めよう

病院を選ぶとき、どのような方法で情報を集めるとよいのでしょうか。具体的なやり方を知り、自分に合った方法で調べてみましょう。信用できる情報をキャッチするよう、注意も必要です。

病院をさがすときはがん拠点病院に聞いても

がんの心配があるときは、がんを長期的にみてもらうことを考えて病院を選ぶ必要があります。それには、情報を集めることから始めましょう。

具体的な方法としては、インターネットで公開されている病院のホームページ、がん関連の書籍、医療雑誌、がんのサポートグループのホームページなどを利用したり、実際に入院した人の口コミも頼りになります。

ただし、インターネットや書籍などの情報は、宣伝効果をねらったものも少なくありません。その見きわめをすることはとても大事です。データが公開されているものは、科学的根拠にもとづいている数値か、最新のデータかなどに気をつけて見てください。

また、全国どこでも質の高い医療が受けられるように、都道府県の推薦をもとに厚生労働大臣が指定している「がん診療連携拠点病院（以下、がん拠点病院）」があるので、そこに設置されている相談支援センターに聞いてみるのもよいでしょう。がん拠点病院には、「都道府県がん診療連携拠点病院」、「地域がん診療連携拠点病院」、都道府県が指定する、それに準ずる病院の3種類があります。がん拠点病院などは、国立がん研究センターがん情報サービスのホームページにのっているので参考にしてください。

ZOOM UP
前立腺がんの情報を調べるのに便利なホームページ

国立がん研究センター がん情報サービス

がん拠点病院がどこにあるかがわかる。前立腺がんがどのようながんか、治療法やデータなどがわかりやすく公開されている。

NCCNガイドライン日本語版

アメリカ合衆国でまとめられている、前立腺がんの治療ガイドラインや薬剤などの情報が公開されている。日本国内で認められているものと必ずしも合致するわけではないので、あくまで参考に。

どの治療も、ある程度数多くこなしている病院を

最近では、各病院のホームページに、治療法ごとの症例数が公開されています。前立腺がんは治療法も幅広いので、たとえば手術数は多いのに、放射線治療は極端に少ないなど、治療に偏りがあるところはなるべく避けたほうがよいでしょう。どの治療もまんべんなく数多くこなしているかどうかを病院選びの、一つの目安にしましょう。

病院ランキングや症例数が多い病院を紹介している本や雑誌も人気があります。情報源として参考にするのはよいのですが、「何が何でもこの病院」と思う必要はなく、自分の症状に合うか、医師との相性がよいかなど、多面的に検討することをおすすめします。

知っておきたい　前立腺がんの情報を調べるときの注意点

- 科学的根拠にもとづいている治療法かどうか
- 出どころがはっきりしているか
- 治療実績などの数値のデータは最新か
- 「必ず治る」などと誇張していないか
- 営利目的の情報ではないか
- 複数の情報を自分で比較してみたか

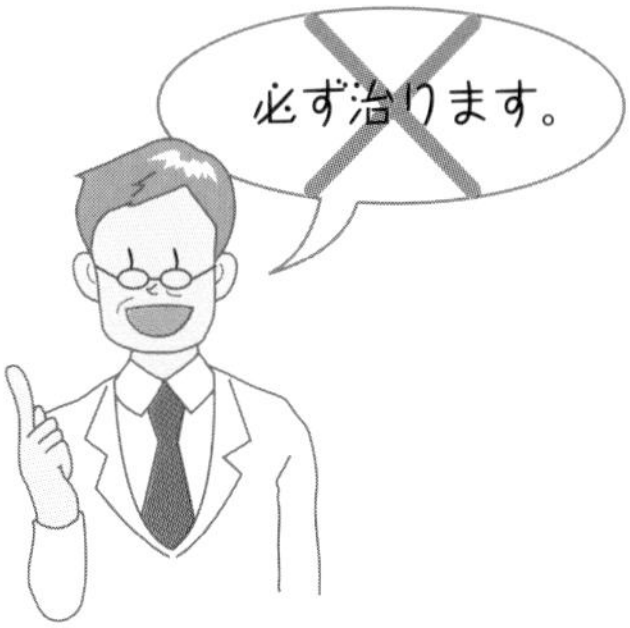

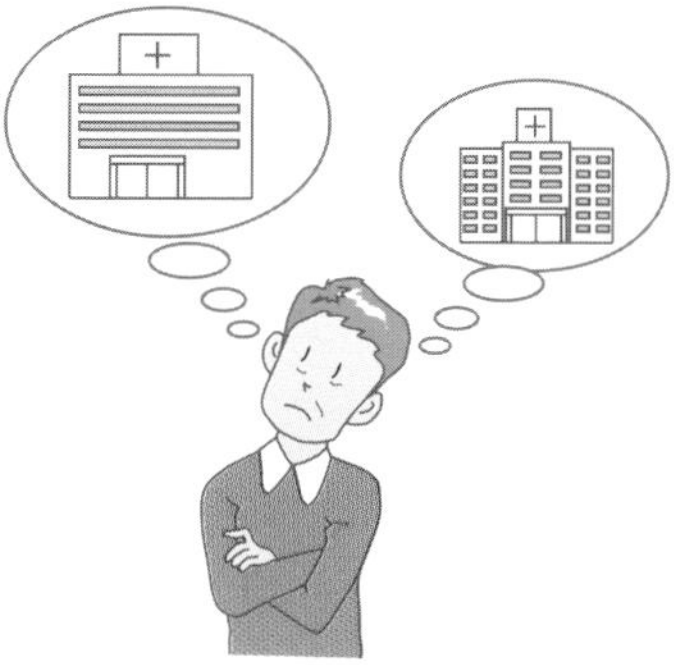

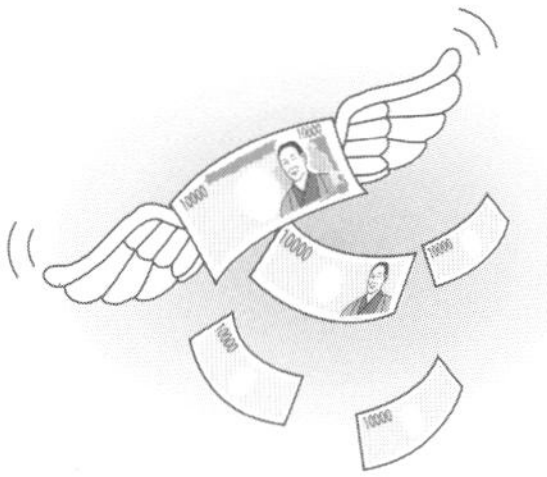

病院を選ぶとき

がんの場合、治療後の定期検診も含めると病院とは一生のおつきあいになります。信頼できる病院を選ぶには、何を目安にするとよいのでしょうか。

「泌尿器科」をさがし、利便性も重視

集団検診や人間ドックなどで前立腺がんが疑われ、精密検査をすすめられたら、病院選びは慎重に行いたいものです。検査からその後の治療まで、一連して通い続けられる病院を選びましょう。

前立腺がんの場合、「泌尿器科」を標榜（ひょうぼう）している病院を選びます。信頼できる病院に出合うには、66ページで紹介した方法で事前の情報収集を行うことは不可欠です。また、高齢者なら利便性も考慮します。年齢を重ね、足腰が弱ってきているうえにがんで体調不良の場合、定期的に通うことに無理がない場所にある病院を選ぶことは、重要なポイントです。

がん拠点病院も選択肢の一つに

66ページで紹介している「がん拠点病院」は、正確には「がん診療連携拠点病院」といいます。これは都道府県の推薦にもとづいて、厚生労働大臣が指定しています。信頼できる病院がなかなか見つからないなら、がん拠点病院を選ぶのも選択肢の一つです。

主ながん拠点病院には、「都道府県がん診療連携拠点病院」と「地域がん診療連携拠点病院」があります。いずれもがんの専門的治療と診療の連携、患者への支援を担う病院で、前者は都

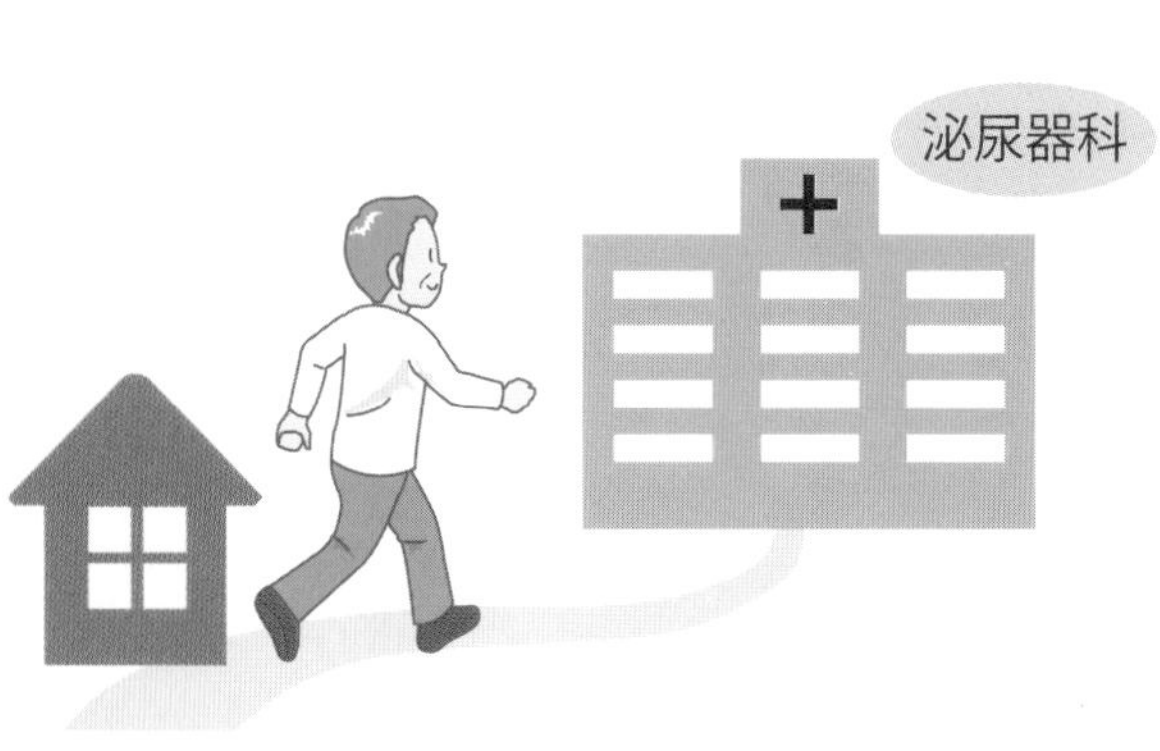

道府県に原則として1カ所指定されています。後者は、複数の市区町村に1カ所を目安に指定されています。また東京都では、がん拠点病院と同等な病院として、「東京都がん診療連携拠点病院」を指定しています。

そのほかに、がんを専門に扱う「がんセンター」のようながん専門病院もあります。がん専門病院と総合病院のどちらがよいか迷う人は少なくありません。がん専門病院はがんの治療にすぐれていても、ほかの病気を合併している場合、十分に対応できないことがあります。特に前立腺がんは高齢者に多いがんなので、高血圧や糖尿病など、もともと持病をかかえている人が多く、その場合は総合病院がすすめられます。持病がある人は、かかりつけ医に相談して、紹介してもらうのも一つの方法です。

要点check 病院選びの目安

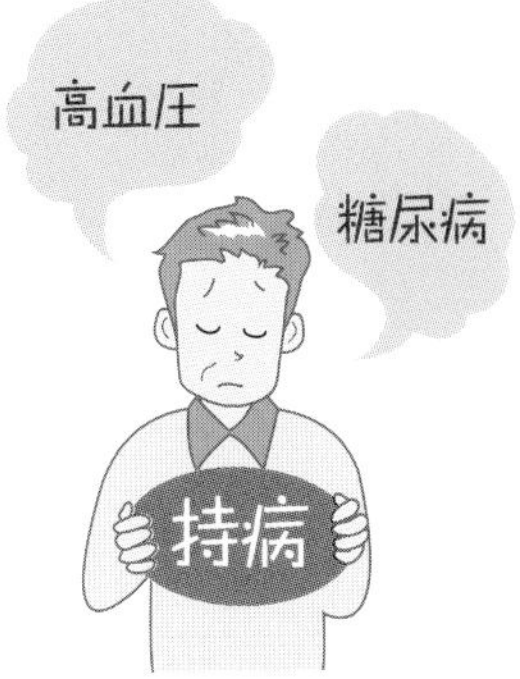

- 泌尿器科があり、泌尿器科専門医のいる病院であること
- 通いやすい場所にあること
- がん拠点病院も一つの選択肢
- 持病があるなら、がん専門病院より、総合病院が望ましい
- 持病があるなら、かかりつけ医とよく相談して病院を紹介してもらっても
- 病院とは長いつきあいになるので、何でも相談しやすく、相性のよい医師を選ぶことも大事

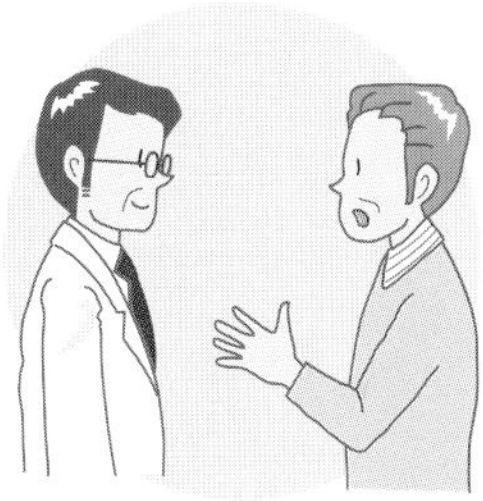

セカンドオピニオン
——納得して治療を受けたい

医師から十分に説明を受け、納得したうえで最適な治療を選択しましょう。必要なら、セカンドオピニオンを活用することも考えます。なるべく、家族もいっしょに話を聞いてもらうことが賢明です。

主治医の説明は家族といっしょに

主治医は、診断や病状とそれに必要な治療法、効果や副作用をわかりやすく説明し、患者さんに納得してもらってから治療を始めます。これを、インフォームドコンセント（説明と同意）といいます。

治療にあたって、主治医は患者さんから生活の様子、仕事の内容や状況などを聞き、年齢や体力、病歴を考慮したうえで、治療法を提案します。患者さんだけでは混乱することも多いため、家族やパートナーなど、信頼できる人といっしょに話を聞くことが大切です。治療法はいくつかあるので、主治医や家族とよく相談しましょう。

診断や治療について別の意見を聞きたいときは

前立腺がんに限らず、がんのように治療がむずかしく、治療の選択肢がさまざまある病気にかかれば、不安感がつのるものです。インフォームドコンセントを受けたあと、「納得できない」「一応納得はしたけれど、ほかの医師の意見を聞きたい」と思うことがあるかもしれません。そんなときは、別の医師に「第二の意見」を聞き、自分の判断の参考にするのが「セカンドオピニオン」です。

セカンドオピニオンを利用するときは、患者さんや家族が前立腺がんの診断法や治療法について、ある程度の知識を得たうえで臨むようにしてください。「診断が正しいか聞きたい」「自分の年齢で、この治療法が適切か聞きたい」など、できるだけ具体的な質問をするようにしましょう。セカンドオピニオンを利用したあとは、もう一度元の病院の主治医と相談して、最終的な治療法を決めます。

がんの治療をしている病院では、「セカンドオピニオン外来」を設置しているところが多くあります。がん診療連携拠点病院（66・68ページ参照）に併設されている相談支援センターに問い合わせるのもよいでしょう。セカンドオピニオンの受診は自費で、医療機関によって異なります。

参考 セカンドオピニオンに必要な資料

必要な資料は、病院によって違います。どのような資料をそろえるのか、セカンドオピニオンを受ける病院に、事前に確認しておきましょう。次のものは、最低限必要と思われます。

- **診断の経緯や治療方針などをくわしく記載した主治医の紹介状（診療情報提供書）**
- **診断の根拠となったCT（コンピュータ断層撮影）やMRI（磁気共鳴画像撮影）などの画像情報**
- **生検標本（プレパラート）**

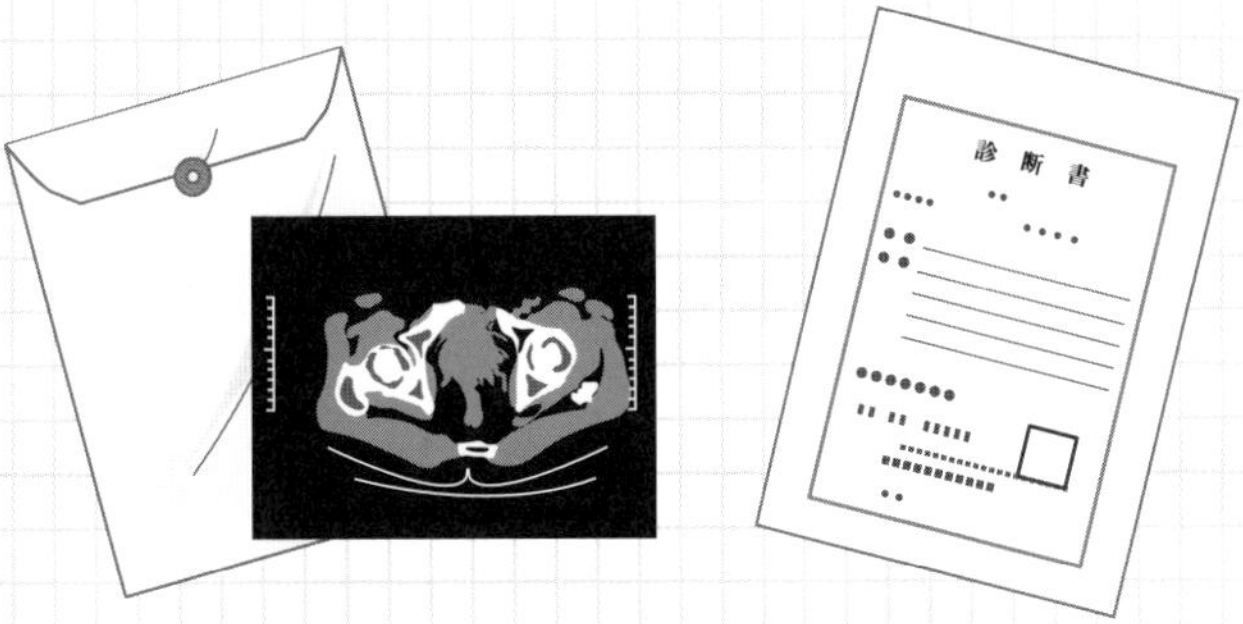

Dr.'s アドバイス 主治医からデータをもらうことは必須

ときどき、セカンドオピニオンを受けることに後ろめたさを感じて、主治医に内緒で受けてしまう人がいます。そのような場合、患者さんが持参してくるのは、グリソンスコアなどを自分で書いたメモだけということもあります。それでは、セカンドオピニオンを担当する医師は、正確な意見を述べることはできません。セカンドオピニオンは近年医療現場に浸透しているので、主治医も慣れています。必ず紹介状（診療情報提供書）と必要なデータをもらうことを忘れないでください。セカンドオピニオン用の診療情報提供書の作成には健康保険が適用されます。

入院の心がまえ

入院生活は、だれもが不安になるものです。大部屋でほかの患者さんと同室になるなど、多少のわずらわしさもあるでしょう。入院してからどのような生活になるか、知っておきましょう。

クリティカルパスで入院生活の流れを把握

手術や入院の日程が決まると、病院でどのようなスケジュールが組まれるのか知っておきたいものです。そのためにたいていの病院は「クリティカルパス（治療の予定表）」をあらかじめ提示してくれます。

クリティカルパスとは、入院してから退院するまでのスケジュール表で、「いつから治療を開始して、いつごろ退院できるのか」「治療の直前は、何をしたらよいか」「食事はいつからとれるのか」など、治療や看護から入院生活全般のことまでの手順が、くわしく書かれています。入院中の流れがわかって、重宝するでしょう。

持ち物は、病院から入院中に必要なリストを渡されます。病院の売店でとり扱っているものも多いので、事前に確認しておくと安心です。

仕事の引き継ぎを行い復帰後のことも考えて

入院前は、身辺をととのえておくことも大切です。仕事を持っているなら上司に報告して引き継ぎを行い、利用できる社内支援制度がないか確認を。復帰を希望するなら、退院後の予定もよく相談しておきましょう。状況によっては、入院が長引くケースもあります。その場合を考慮し、療養期間を長めにとっておくことをおすすめします。

memo あると便利な入院グッズ

1回用パックのコーヒーや紅茶
自分や来客用にも。

紙コップ、プラスチックのスプーン
一度に複数の来客があったときは、片づけが楽。

ノート
日記や覚え書き、お見舞いの記録をつけるのにも便利。

本や雑誌
退屈しないように、時間をつぶせるものを。最近は、個人のパソコンをインターネットに接続できる病院も増えている。

臨床試験とは

がん治療の分野では、新しい治療法の開発が日々進んでいます。最終的な国の認可を得るために、臨床試験は不可欠です。これを受けることで、将来の治療法の確立に貢献できます。

新しい治療法を試し安全性や有効性を検討

臨床試験とは、開発中の治療法に対して、患者さんに被験者になってもらい、安全性や有効性を検討するものです。国から「薬」としての承認を受けるために実施される試験を「治験」といい、これも臨床試験に含まれます。

臨床試験は、科学的根拠をもとにした試験内容や実施手順が明確になっており、患者さんに対して、臨床試験の内容、進め方、メリットやリスクについて、必ず説明し、同意を得ることが大前提とされています。参加を強制することはいっさいなく、途中で気持ちが変わったら、やめることもできます。

費用は必ず事前に確認して

臨床試験は対象施設でないと実施できず、対象となる患者さんの条件（過去の治療歴、年齢、性別、体力があるかどうかなど）も厳密に決まっています。その条件にあてはまる人が、主治医から「臨床試験を受けてみませんか？」と言われるのが一般的です。

臨床試験の多くは、健康保険の範囲内で行います。一方、新薬開発を目的とした治験での薬代や検査費用は製薬メーカーが負担し、患者さんは負担しないこともあります。ただし、試験内容や病院によって違うので、費用については必ず事前に確認しましょう。

知っておきたい
臨床試験に参加するメリットとデメリット

メリット
- まだ広く行われていない、最新の治療が受けられる
- 常に体の状態をチェックしてもらえる
- 同じ病気で苦しんでいる患者さんに役立つことになり、社会貢献にもなる
- 自己負担費用は少ないか、負担なし（治験）

デメリット
- 医師も考えつかなかった副作用があらわれるかも
- 通常の診療や検査の回数が多くなり、通院回数が増える
- 確立された治療法より効果が劣る可能性も

コラム

前立腺がんをもっと知ろう。「ブルークローバー・キャンペーン」

前立腺がんの早期発見と適切な治療をめざして

前立腺がんは、PSA検査で早期に発見できる可能性が高く、早い段階で適切な治療を受ければ、完治をめざすこともできます。しかし日本では、PSA検査を受ける人が少なく、がんがかなり進行した状態で発見されることも珍しくありません。

そこで、前立腺がんの「早期発見・適切治療」の大切さを伝えようと始まったのが「ブルークローバー・キャンペーン」です。NPO法人の前立腺がん啓発推進実行委員会が運営しており、専門医や各界からサポーターを募りながら、活動を広げています。

現在、ブルークローバー・キャンペーンに賛同し、啓発活動に協力する医療機関が、無料のPSA検査や前立腺がんの基本的知識を発信する公開講座などを行っています。

前立腺がん啓発活動の最新情報がわかる

ブルークローバー・キャンペーンのホームページでは、「知りたい　治したい　前立腺がん」と題した啓発パンフレットを公開しており、無料でダウンロードできます。前立腺がんと診断されて治療に迷ったとき、困ったときに役立つでしょう。最新情報は、「ニュース」欄で、こまめにチェックしてみてください。

パパの明日を、まもりたい。

Blue Clover Campaign

前立腺がんの「早期発見・適切治療」を推進します。

くわしい活動内容や資料請求（啓発小冊子やポスター、バッジなど）のお問い合わせは下記にアクセスしてください。
https://www.blueclover-campaign.com/

第3章

転移していない場合の治療法

がんが転移していない場合、手術療法および放射線療法が中心となります。しかし、いくつか種類があるうえ、年齢やがんの進行具合によって、手術や放射線以外のさまざまな選択肢もあります。それぞれの治療内容や、どのような人に向いているかなどをくわしく解説します。

手術療法
――前立腺全摘除術

前立腺がんの治療法の中で、根治療法の一つとされるのが開腹による前立腺全摘除術です。早期のがんであれば、優先される治療法です。切開する方法は2つありますが、恥骨側から行うのが一般的です。

早期なら、がん根治の可能性も高い

血液中のPSA値を調べるPSA検査（51ページ参照）が普及したことで、前立腺がんの早期発見が可能となってきました。そのため、がんが前立腺内にとどまっている場合は、前立腺全摘除術を行うことで、がんをすべてとり除くことが可能となっています。

手術で切除するのは、前立腺のほか、精嚢、精管の一部、膀胱頸部の一部で、それらに関連したリンパ節も対象となります（リンパ節郭清）。ただし、リンパ節郭清は病状によって行わないこともあります。

手術方法には、恥骨後式と会陰式があり、恥骨後式が一般的に行われています。

恥骨後式は通常、麻酔に全身麻酔と硬膜外麻酔を併用します。硬膜外麻酔に、術後の痛みを緩和する効果もあるからです。下腹部を縦に切開して手術します。前立腺摘出後、尿道に管（カテーテル）を留置して切開した手術創を閉じます。

会陰式は、陰嚢の裏側と肛門の間の部分を切開し、前立腺と直腸の間をはがして前立腺を摘出します。

どちらの手術も前日ごろから入院します。手術自体は約3～4時間で終わり、そのあと10日～2週間くらいの入院になるのが普通です。術後1週間くらいして、尿道のカテーテルが抜かれます。その後、術後の合併症である尿もれに悩まされますが、ケアの仕方は看護師が指導するので、自分で対処できるようになってから退院する人も多いようです。

骨盤底筋体操を習慣に。1カ月くらいで改善

退院後は、骨盤底筋体操（22ページ参照）を毎日行うことを習慣にして、尿もれを防ぐようにすれば、平均して1カ月くらいで、長くても1年くらいで改善されます。また、前立腺を刺激しないように、1カ月くらいは長時間の自転車やバイク乗車は避けるといった注意が必要です。

知っておきたい 恥骨後式・会陰式

前立腺がんは、しばしば飛び火のように、前立腺内に広がり、画像検査でどの部分に広がっているのかを判定することが困難です。そのため、手術では通常、一部のみをとり除くことはなく、前立腺すべてを摘出します。

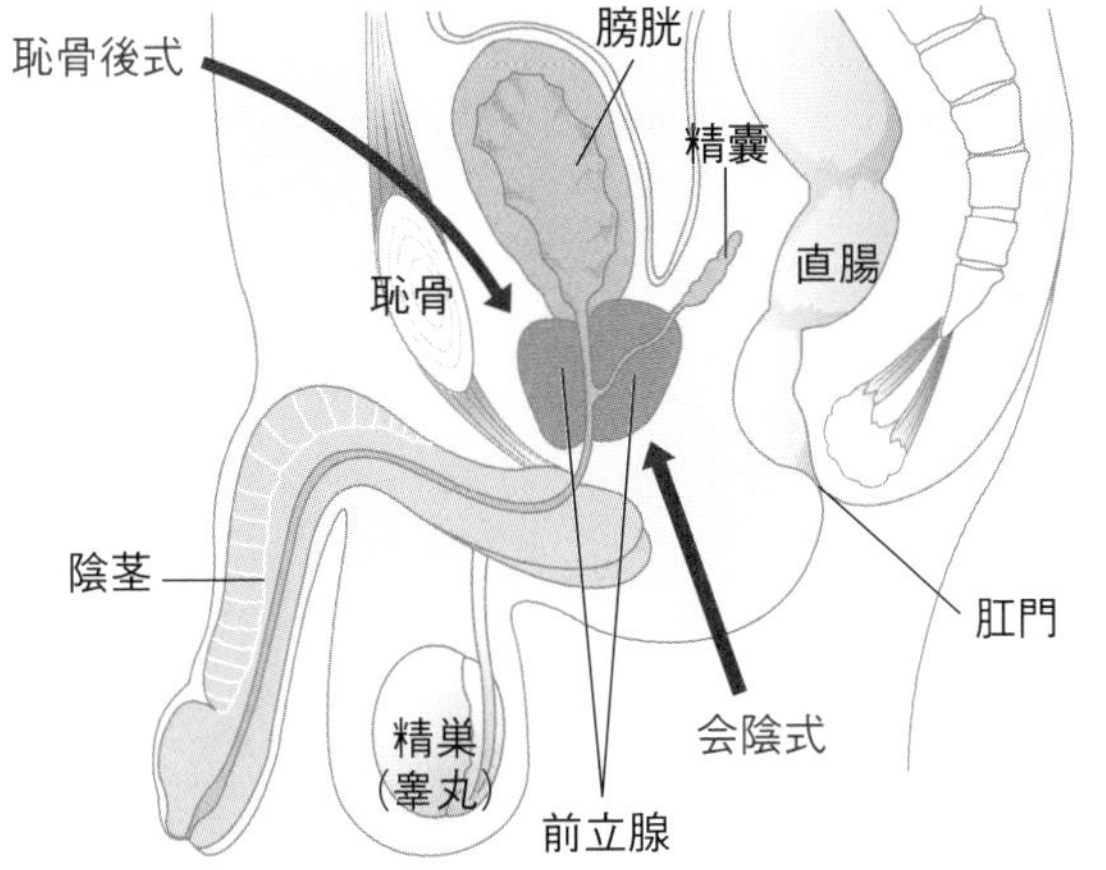

前立腺全摘除術の会陰式は、陰囊と肛門の間、すなわち会陰部の筋膜をメスで切開し、前立腺と直腸の間をはがして前立腺をすべて摘出する手術法

ZOOM UP

前立腺全摘除術 こんな人に向いています

- 限局がん（がんが前立腺内にとどまっている）
- 期待余命が10年以上
- 低リスク（13ページ参照）の人（PSA＜10ng/mℓ、グリソンスコア6以下、T分類T1かT2a、この3項目をすべて満たす）
- 中リスクの人（PSAが10～20ng/mℓ、またはグリソンスコア7、またはT分類T2bかT2c）

注目!

術後 起こりやすい合併症

- 尿もれ
- 勃起障害
- 出血
- 感染

参考 手術中の出血が多いため自己血輸血で対応することも

前立腺は体の深部にあり、周囲をさまざまな臓器に囲まれています。また、前立腺の前面には静脈が密集している部分（サントリーニ静脈叢（そう））があります。したがって、開腹による前立腺全摘除術は、大量の出血を起こしやすいむずかしい手術です。そのため、事前に自分の血液を採血して保存しておく作業を行い、自己輸血できるようにする場合もあります。1週間から10日間隔で2～3回、400mℓずつ採血して保存します。

手術療法
――腹腔鏡（内視鏡）下前立腺全摘除術

手術創が小さい、出血が少ない、回復が早いなど、患者さんの負担が少ないのが腹腔鏡下前立腺全摘除術の特徴。熟練した医師の手技が求められるので、認定病院でないと受けられません。

モニターで、細部を確認しながら行う

腹腔鏡下前立腺全摘除術とは、腹腔鏡（ふくくうきょう）という内視鏡（カメラ）を使って行う手術です。

腹腔鏡（内視鏡）を患者さんの体内に挿入するために、腹部に5～12㎜の穴を複数個（通常は5個）開け、ここから腹腔鏡や手術器具を挿入します。また、手術する空間を確保するため、腹部に二酸化炭素を送り込んでふくらませる「気腹」を行います。

実際の作業はカメラの画像をモニターで見ながら行い、患部をよく観察しながら、体外から手術器具を操作して前立腺や精囊を摘出します。

術者の目となる腹腔鏡がおなかの中に入るので奥まって見にくいところもよく見え、同時にモニターで拡大しているため、開腹による前立腺全摘除術よりこまかい部分が見えます。前立腺は恥骨の裏側にあり、骨盤の奥に位置するため、これは大きなメリットです。

また、開腹手術と比べると手術創が小さいため、痛みも少なく、気腹のために出血が少ないこともメリットの一つ。回復も早いといえるでしょう。

一方で、狭い範囲で臓器の摘出や縫合作業を行うために、手術時間は通常3～6時間と、開腹手術より長くかかり、患者さんに負担がかかります。手術を行う医師にも、熟練した技術と経験が不可欠です。

ZOOM UP

腹腔鏡下前立腺全摘除術 はこんな人に向いています

- 期待余命が10年以上
- 低リスク（13ページ参照）の人（PSAが10ng/mℓ未満、グリソンスコア6以下、T分類T1かT2a、この3項目をすべて満たす）
- 仕事などが忙しく、長期の入院ができない人
- 腹部に大きな手術を受けたことがない人

また、通常の手術では腹腔を開けずに行いますが、腹腔鏡下前立腺全摘除術では腹腔に穴を開けます。そのため、術後まれに腸の癒着が起こるリスクも否定できません。

手術後は数日間、尿道にカテーテルを留置します。5~7日程度で退院するのが通常です。

基準を満たす病院なら健康保険が適用に

腹腔鏡（内視鏡）下前立腺全摘除術は、2006年に健康保険の適用が認められました。ただし、保険の対象となるのは、この手術の経験が10例以上あるなど、厳しい基準を満たす認定病院で手術を受けた場合のみです。

中でも、経験豊富な執刀医がいる病院を選びましょう。年間50~100件以上、前立腺がんの腹腔鏡手術を行っていれば安心です。

知っておきたい 腹腔鏡下前立腺全摘除術

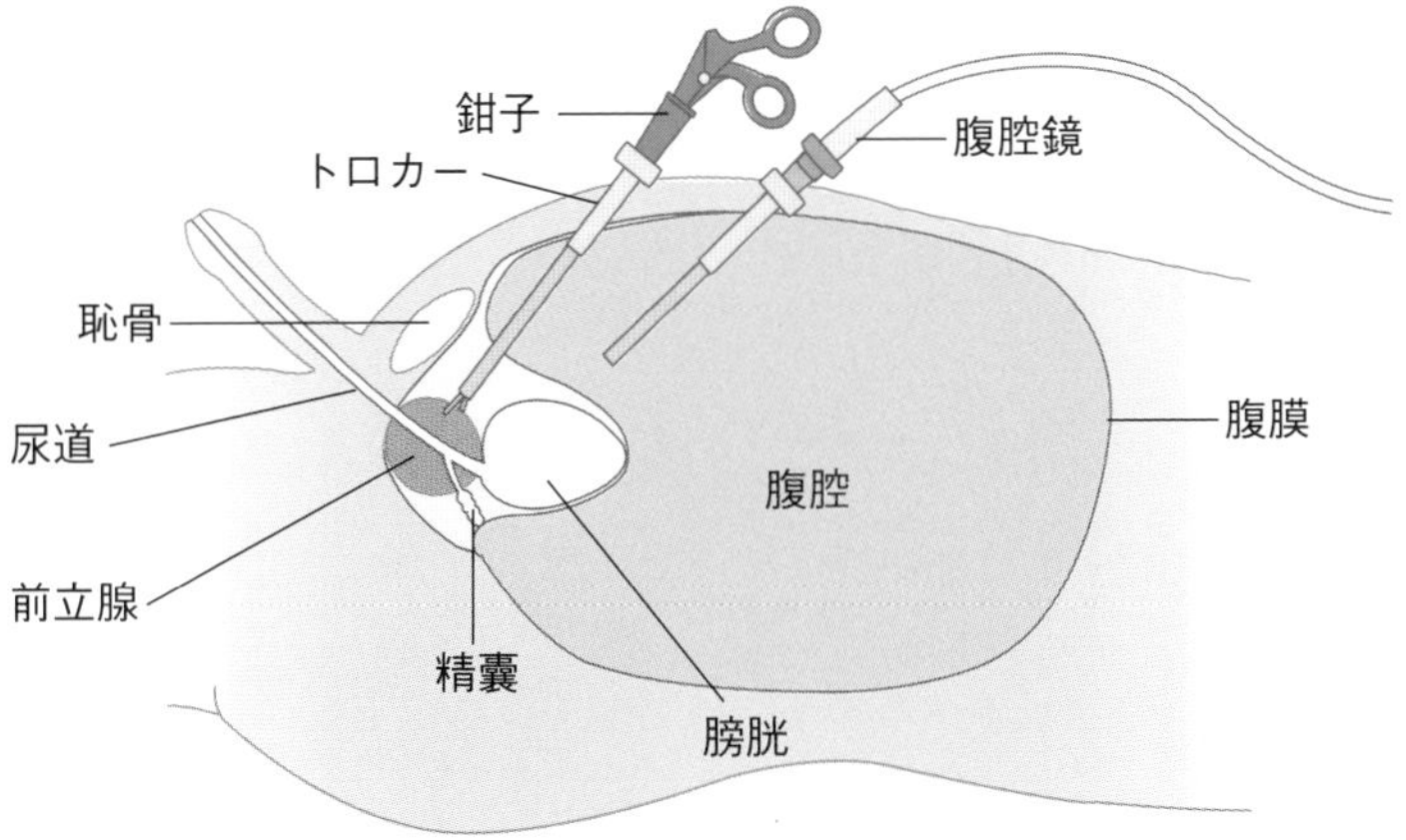

治療成績は、通常の恥骨後式・会陰式手術と変わらないといわれている

手術療法
——ロボット支援腹腔鏡下前立腺全摘除術

傷口が小さく出血量が少ない腹腔鏡下手術と、手術野が広くて安全な開腹手術の両方のよさをあわせ持つロボット支援腹腔鏡下手術。近年急速に普及し、日本でも開腹手術をしのいで普及しています。

3D画像を見ながらアームで精密な作業を実現

ロボット支援腹腔鏡下前立腺全摘除術は、手術支援ロボット「ダビンチ」を使って、前立腺をすべて切りとり摘出する治療法です。アメリカでは、前立腺がん手術の85%がロボット支援手術になっており、日本でも2012年に承認されて600台以上が導入されています。また、「ヒノトリ」など国産ロボット機器も発売されています。手術内容としては、腹腔鏡手術と変わるところはありませんが、コンピュータを組み込んだ精密機器で、手術の安全性・確実性をより高めることができます。

手術ではまず、腹部に5～6カ所の穴を開け、そこから3Dカメラと手術鉗子を挿入し、おなかを二酸化炭素でふくらませます。手術を行う医師は、遠隔操作機器の前で3D画像を見ながら手指と足でロボットアームを動かし、切開や凝固、縫合などを行います。3Dの立体画像なので肉眼と同じような感覚で見ることができ、肉眼では見えない前立腺の裏側や狭い部分まで把握することが可能です。10倍ズーム機能がついて作業もスムーズです。

手術鉗子の先端は、人の手や指のように自在に動き、ミリ単位以下の繊細な動きや回転をします。患部の切除や血管の縫合などもすばやく精密です。また、手先のふるえが鉗子の先に伝わらないように、手ぶれ補正機能も備えています。まさに人間の手以上の複雑で微細な手術が実現するのです。

手術時間は2～3時間 開腹よりも傷は小さい

実際の手術は、手術用ロボットの専門的訓練を受けた資格のある医師のみが行うので安心です。手術時間はおよそ2～3時間で、全身麻酔で行います。開腹手術よりもおなかの傷が小さくてすむので、手術翌日からは歩くように指導されます。入院期間は1～2週間くらいかかります。

術後1カ月程度は、重いものを持つことや自転車やバイクに乗ることは控えます。

知っておきたい ロボット支援腹腔鏡下前立腺全摘除術のメリットとデメリット

メリット

・傷が小さく、術後の痛みが少ない

・出血量が少ない（平均200mℓ以下）

・日常生活への復帰が早い

・きめこまかな手術なので摘出や縫合などがきれい

デメリット

・緑内障があると手術できないことがある

・腸の癒着が起こることがある

・腸内に癒着があると手術できないこともある

・脳梗塞など脳に何らかのトラブルがあった人は手術できないこともある

LOOK ロボット支援腹腔鏡下前立腺全摘除術

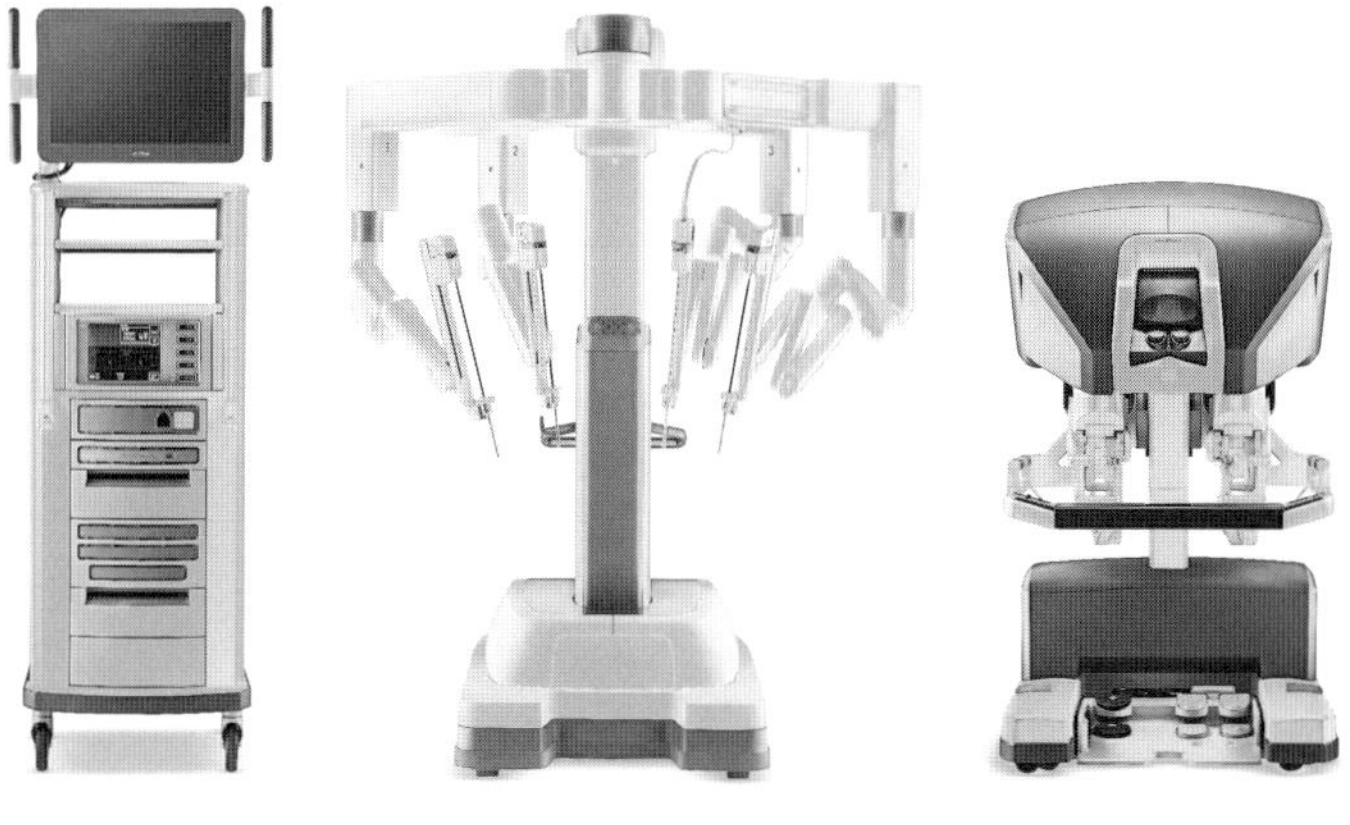

ダビンチXiサージカルシステム
©2023 Intuitive Surgical

放射線療法の基礎知識

近年、前立腺がんの放射線療法には、新しい方法が登場してきています。それだけ治療の選択の幅も広がっているので、個々の特徴を見きわめて、自分に合った選択をしましょう。

高エネルギーでがん細胞のDNAを破壊

放射線は、目に見えない高エネルギーの束です。がん細胞内の遺伝子（DNA）を破壊する働きがあり、がん細胞は増殖できなくなって死滅していきます。X線やガンマ線、電子線、粒子線などの種類があり、これらを使って、がんを安全かつ効果的に治療するのが放射線療法です。

以前は、がんが再発した場合や、骨に転移したときの痛みをとる目的で行われていましたが、最近では根治療法の一つとして定着してきています。その背景には、技術の進歩が大きく影響しています。限られた部位に放射線を集中して照射できるようになったため、副作用も少なくなり、根治をめざすことが可能となったのです。

体の外と中から照射する2種類に分かれる

前立腺がんの放射線療法は、外照射療法と組織内照射療法の2種類に大別できます。外照射療法は、体の外から患部に放射線を照射する方法で、「リニアック（直線加速器）」と「粒子線療法」があります。組織内照射療法は、放射線を発する小さな「線源」を前立腺の組織内に挿入し、内部から放射線を照射する方法です。

放射線療法は、ほかの臓器に転移がなければ、根治を期待できる治療法です。また、前立腺がんのほぼすべての病期において、幅広く適用できるのも特徴の一つ。治療に伴う体の負担がきわめて小さいというメリットもあり、高齢者でも安全に受けることができます。

再発した場合、最初に手術を選んだ人は、放射線療法を選択することができます。

しかし、最初に放射線療法を行ってしまうと、合併症のリスクが高まる可能性があるため、再発後に手術でがんを切除することは困難です。

放射線療法は、手術に比べると身体的な負担が少なくてすみますが、治療法を選択するときは先々に至るまで視野を広げ、考慮することが望ましいといえます。

要点check

前立腺のさまざまな放射線療法

外照射療法

・リニアック（直線加速器）
▶3D-CRT（3次元原体照射法）
▶IMRT（強度変調放射線療法）

・粒子線療法
▶陽子線療法
▶重粒子線療法

組織内照射療法

・小線源療法（LDR）

・HDR
（高線量率組織内照射法）

ZOOM UP

放射線療法はこんな人に向いています

・ほぼすべての病期の人に適用

・がんが前立腺にとどまっているなら、根治が期待できる。治療成績は、手術療法と変わらない

・前立腺の被膜を越えているなどの局所浸潤がんには、ホルモン療法との併用がすすめられる

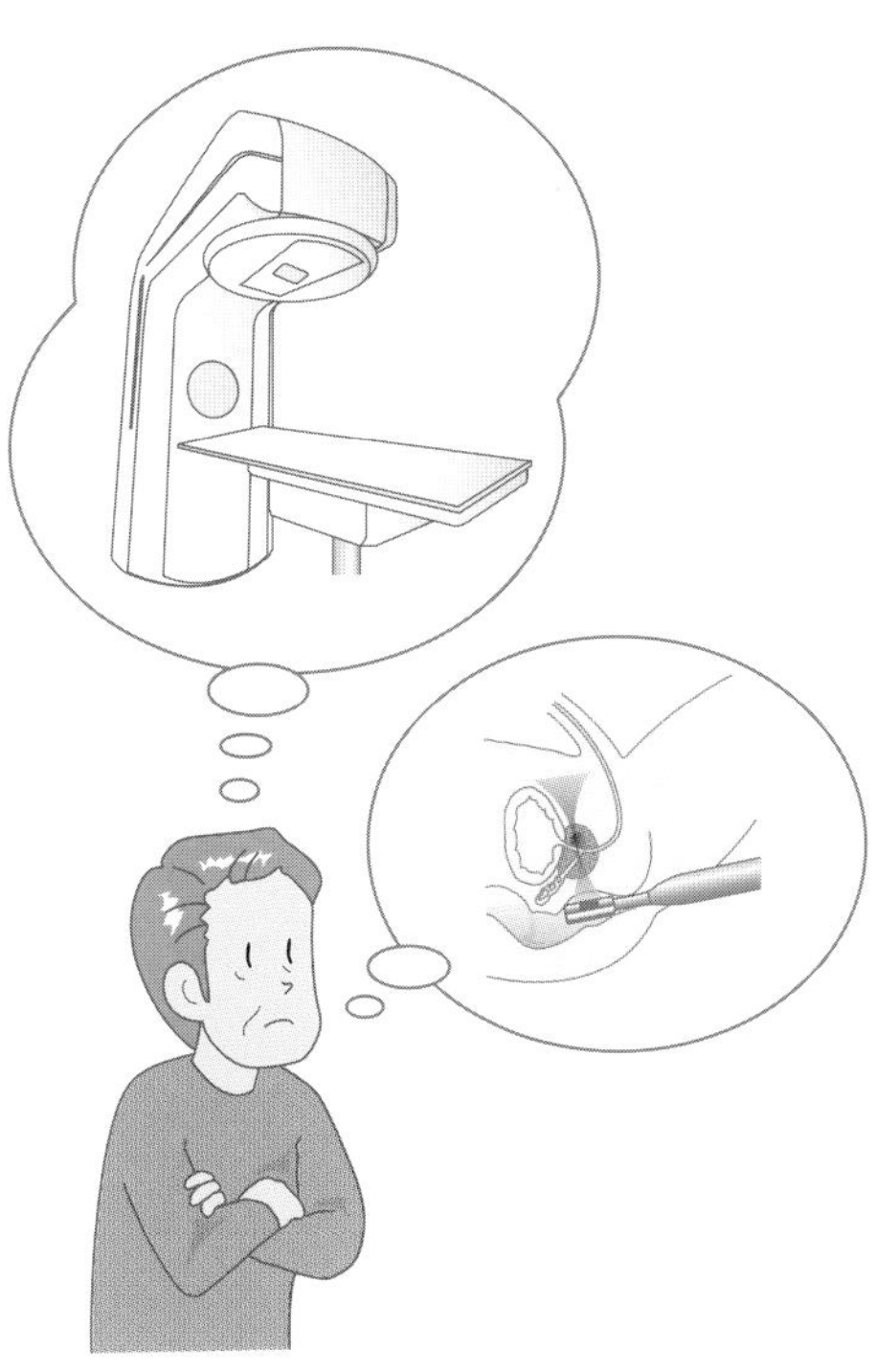

放射線療法
——外照射療法

代表的な外照射療法には、リニアックという装置を用います。CTで前立腺の位置を確認して照射するので、安全性も高いといえます。とはいえ合併症もあるので、きちんと把握しておきましょう。

X線治療が主流。がん細胞を集中的にねらう

外照射療法は、使用する放射線の種類によって、「X線治療」と「粒子線治療」の2つに大別されます。その中でも、リニアック（直線加速器）と呼ばれる装置を用いたX線治療が、前立腺がんの外照射療法の主流を占めています。

リニアックを用いる際は、CT（コンピュータ断層撮影）が重要となります。これで患者さんの体を輪切りにした画像を撮影すると、前立腺の位置や大きさなど正確な情報を調べられるうえ、精嚢、直腸、膀胱の形状もわかります。この画像をもとに、X線の照射範囲を決めます。

X線の照射は、前立腺以外の臓器の被曝放射を減らすために、かつては4方向から当てたり（4門照射）、体の周囲を回転させながら放射線を当てたり（回転照射）する工夫がなされていました。しかしそれでは、線量66グレイが限界です。通常、X線照射は1回2グレイの少量に分割し、週5回のサイクルで、7〜8週間かけて70グレイ以上照射することが推奨されています。それを実現するために、3D-CRTとIMRT（86ページ参照）が開発されました。現在では、3D-CRTが主流になっています。

1回の線量を増やし回数を減らす寡分割照射

近年、寡分割照射を実施する病院が増えてきました。寡分割照射とは、1回の線量を増やし、照射回数を減らす治療法です。通常分割照射と同等の治療成績が得られ、副作用も同等あるいは軽度なのが明らかになっています。

一つの目安として、通常分割の照射回数が2グレイ×約40回なら、寡分割照射は3グレイ以上×約20回に減らすことが可能です。放射線療法の回数が少なくなることで、通院回数が減る、経済的負担の軽減、仕事への影響の軽減、化学療法の早期開始などのメリットがあります。

直腸や膀胱に合併症が出やすい

外照射療法のメリットは、手術療法と比べて体への負担が小さい点です。体を切開したり、注射の針を刺したりする必要はなく、治療台の上に寝ているだけで終わります。

一方、デメリットは、治療期間が2カ月くらいと長期にわたることです。また、CTの画像で前立腺の位置を確認していますが、その近くにある直腸や膀胱などが放射線の影響を受けて、血便や血尿などの合併症があらわれる可能性もゼロではありません。その場合はすぐに主治医に相談しましょう。合併症への対処法は確立されているので、早めに対処すれば改善されるでしょう。

注目! 外照射療法に伴う合併症

急性期	晩期
・頻尿 ・排尿障害 ・頻便 ・排便時痛	・直腸出血 ・血尿 ・尿道狭窄（きょうさく） ・二次発がん
● 特徴 治療の半ばから出始め、 治療後1～2カ月で治る	● 特徴 治療後半年以降に出現。 難治性だが、重篤なものはまれ

知っておきたい 寡分割照射の線量は放射線治療専門医が計算

通常分割照射が「2グレイ×40回＝80グレイ」の患者さんの場合、寡分割照射になると、「4グレイ×20回＝80グレイ」とはなりません。実際には、「約3.3グレイ×20回＝約66グレイ」です。
「トータルの線量が少ないから、十分な効果が得られないのでは」と思わなくても大丈夫。1回の線量を多くすることで1回ごとの効果が高まるため、トータルの線量が少なくても、通常分割照射と寡分割照射の治療効果に差は出ないのです。放射線治療専門医が1回の線量を算出しているので、安心してまかせてください。

最新の放射線療法——3D-CRT、IMRT

外照射療法は、特に進歩をとげている分野です。近年、放射線をより前立腺に集中させ、副作用を減らす新しい装置が開発されています。健康保険も適用されます。

3次元CTで、ターゲットをしぼる3D-CRT

放射線療法では、線量が多いほどがん細胞を死滅させることができます。しかし線量を増やせば、直腸や膀胱など、前立腺周辺の臓器への悪影響も大きくなることは避けられません。

その点を改善したのが3D-CRT（3次元原体照射法）です。3次元のCT（コンピュータ断層撮影）情報にもとづいてターゲットをしぼり込み、色分けで表示される精密な放射線量分布のシミュレーション画像によって、照射部位を決定します。従来の4門照射および回転照射よりさらに高いピンポイント性で、多方向から照射します。ねらった部分にだけ放射線を集中させ、周辺の組織への影響が少ないのが特徴です。

3D-CRTによる治療の対象は転移していない病期T1～T3（局所限局がん～浸潤がん）です。リンパ節転移や遠隔転移がある場合は、対象とはなりません。

放射線に強弱をつけ副作用を軽減させるIMRT

3D-CRTを、さらに進化させたのがIMRT（強度変調放射線療法）です。この最大の特徴は、ターゲットを前立腺と精嚢にしぼり込んで照射できることに加え、照射範囲の中で放射線の強度を変えられる（変調）ことで

memo トモセラピーってなに？

CT（コンピュータ断層撮影）装置とリニアック（直線加速器）が一体化したIMRT専用機器です。IMRTは、治療にとりかかるまでの治療計画を立てるのに時間がかかりますが、これなら短縮することができます。また、CTを内蔵しており、放射線照射の計画表の作成と治療が同じ機器でできるため、照射位置をきわめて正確に設定することができます。その分、合併症も少なくすることができ、患者さんにとっては負担の少ない画期的な治療法といえます。ただし、高度な機器であるため導入するのに5億円くらいかかり、実施できる施設は国内でも限られているのが現状です。

す。これにより、前立腺と精嚢への線量は増加させると同時に、直腸や膀胱への線量は低減させることが可能となりました。

たとえば、前立腺の中央部を通る尿道付近への照射は弱め、がんが発生しやすい辺縁域に線量を集中すれば、排尿障害などの副作用を低く抑えることができるのです。

ＩＭＲＴの治療の対象となるのは局所限局がん～浸潤がん（Ｔ１～Ｔ３で、転移がない）です。３Ｄ－ＣＲＴと同様に、リンパ節転移や遠隔転移している場合は適用されません。

ＩＭＲＴは２００８年に健康保険適用となり、今後も利用者は増えていくと思われます。インターネットで調べれば実施している施設がわかります。

LOOK 放射線治療装置

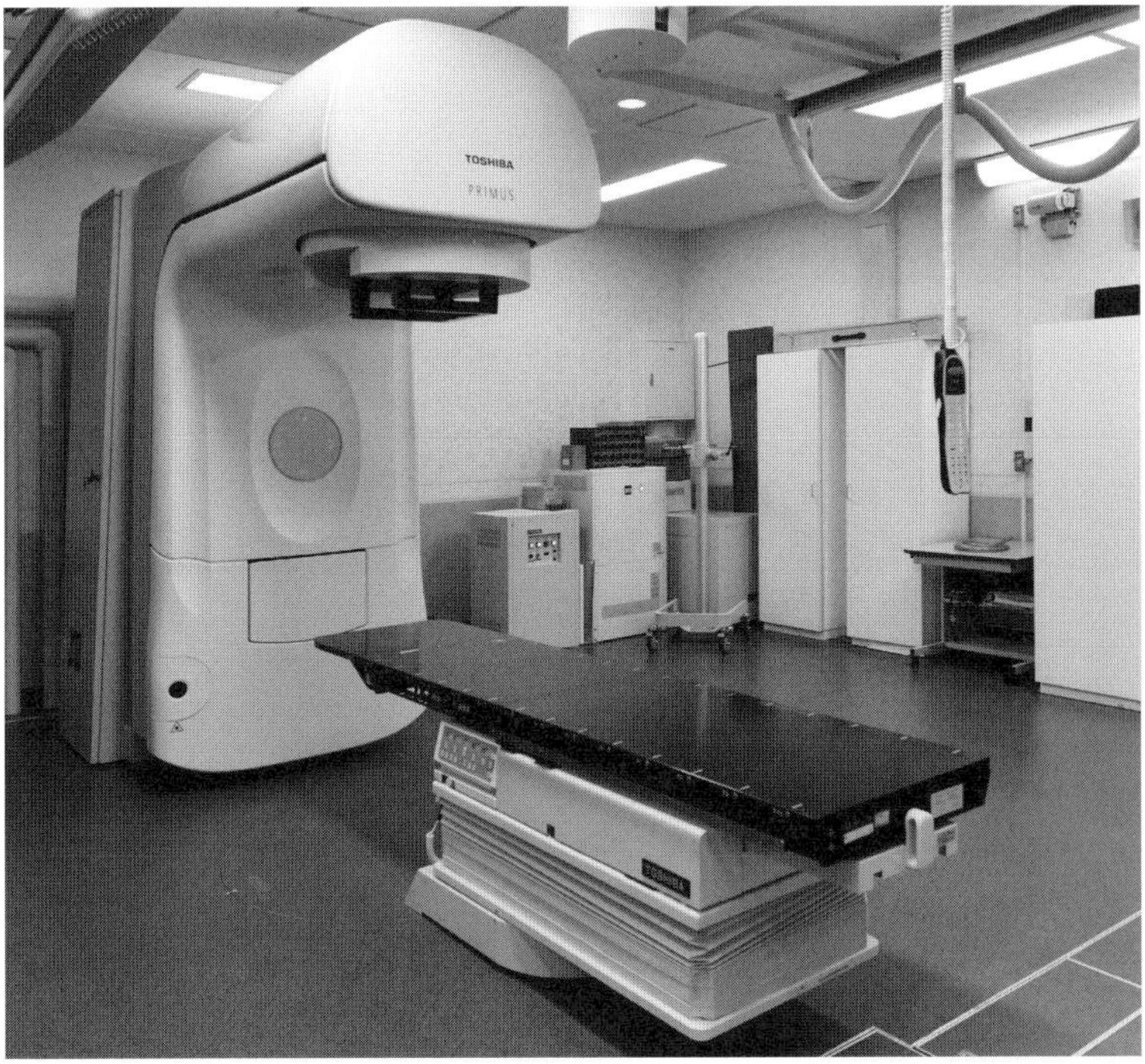

具体的な線量の限界は、3D-CRTでは74グレイ、IMRTでは80グレイ以上といわれている

最新の放射線療法
——粒子線療法

X線を用いた治療法に比べ、合併症が少ない粒子線療法。陽子線療法と重粒子線療法ともに、２０１８年より健康保険が適用され、より多くの人が治療を受けやすくなりました。

がんに向かって最大のエネルギーを発揮できる

３D-CRT、IMRTはともに、X線を用いた放射線療法です。しかし、新しい方法として、X線のかわりに陽子線や重粒子線を使った「粒子線療法」と呼ばれる方法が開発されています。

粒子とは、原子を構成する電子や原子核の陽子、中性子などの総称であり、「粒子の流れ」が粒子線です。

粒子線療法には、「陽子線療法」と「重粒子線療法」があります。「陽子線療法」の陽子とは水素原子の原子核で、この粒子を加速して高速にした放射線を陽子線と呼びます。「重粒子線療法」では、陽子線より「質量が重い」炭素の原子核などを加速して使っています。

X線は、ターゲットではなく照射された皮膚近くで最もエネルギーが大きくなり、体内へ深く進むに従って弱くなります。それに対して、陽子線や重粒子線は、ターゲットまで飛んでいき、ある位置でエネルギーが最大になる性質を持っています。ですから、目的のがん組織でエネルギーが最大になるように、調節できるのです。

また、X線は目標となるがん病巣を突き抜けて進んでしまうため、がんをねらって照射しても、ほかの臓器への影響を防ぐことは困難です。それに比べ、陽子線や重粒子線は、がんに向かって最大のエネルギーを発揮したあとは、そこで消えてしまう性質を持っています。これによって、ほかの臓器への影響を最小限にとどめることができるのです。

保険適用となり1〜3割負担に

粒子線療法を実施するための大がかりな装置を設置している施設は日本では少なく、だれでも気軽に利用できるわけではありません。そのうえ、これまでは先進医療の扱いで約３００万円の莫大な治療費がかかっていましたが、２０１８年より健康保険が適用されるようになりました。自己負担額は１〜３割ですみ、高額療養費制度を利用すれば、自己負担限度額内での治療が可能となっています。

注目! X線と粒子線の違い

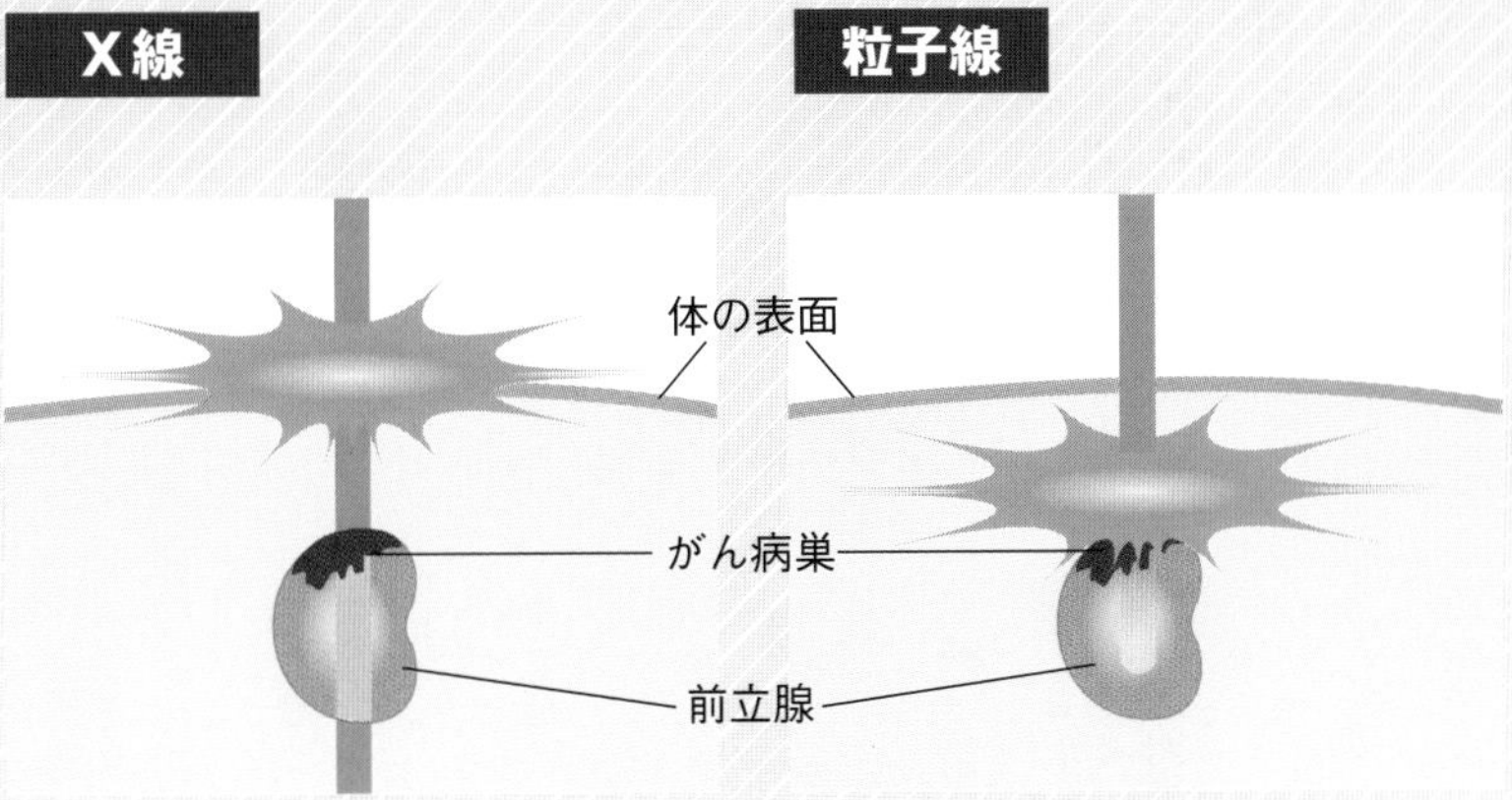

X線
体の表面でエネルギーが最大となり、体内を深く進むにつれてエネルギーは減る。ターゲットを突き抜けて進むので、周辺の臓器への影響も否定できない。

粒子線
ターゲットに当たるときに、最大のエネルギーを発揮。そこで消えてしまうので、周辺の臓器への影響がほとんどない。

ZOOM UP

粒子線療法 はこんな人に向いています

- 病期でいえばT3で、前立腺全摘除術の対応が困難な人
- ほかの臓器へ転移していない
- 治療施設に通院できる

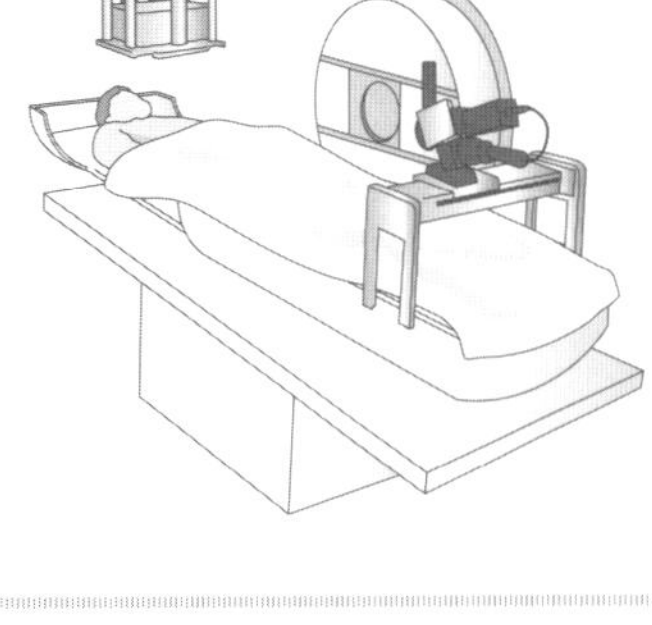

放射線療法——組織内照射療法（小線源療法）

体の中に放射線の線源を埋め込むという画期的な発想で注目されているのが小線源療法です。以前は、一時的に挿入するという方法でしたが、技術が進歩し、永久挿入する方法が可能となりました。

前立腺の中から放射線を当てる

放射線療法というと、体の外から照射する外照射療法が一般的です。しかし、近年注目されているのが組織内照射療法で、小さな放射線源（シード線源）を体内に挿入して、組織の中から放射線を当てる小線源療法（ブラキセラピー）です。

以前の小線源療法は、比較的エネルギーの強い「イリジウム」という線源を前立腺へ一時的に挿入していました。しかし2003年に、イリジウムに比べてエネルギーの弱い「ヨウ素125」の線源の使用が認められると、こちらの線源を前立腺に挿入したままにする「永久挿入」が主流となったのです。

シード線源にはヨウ素125が、チタン製のごく小さなカプセルに密封されています。カプセルは、直径約1㎜、長さ約4・5㎜で、シャープペンシルの芯を短く折ったくらいの大きさです。これを40〜100個ほど、前立腺の中に埋め込みます。

計算された最適な位置へ針を刺して埋め込む

がんは前立腺内のあちこちに存在する可能性があるため、前立腺全体に放射線が行き渡るように、シード線源をまんべんなく埋め込む必要があります。まず腰椎麻酔を行い、肛門から超音波検査用のプローブを挿入します。そのエコー画像を見ながら、会陰部（性器と肛門の間）から前立腺内にアプリケーター針と呼ばれる長い針を20本ほど刺します。その針を通してシード線源を前立腺に送り、埋め込んでいくのです。

針を刺す位置は、あらかじめコンピュータで計算して決められているので、シード線源は最適な場所に挿入されることになります。

施術に要する時間は1〜2時間程度で、挿入後は痛みや違和感などはありません。

わが国では、治療から1年が経過すると、シード線源から出る放射線は気にしなくてよいことになっています。

LOOK

前立腺内に留置されたシード線源のX線写真

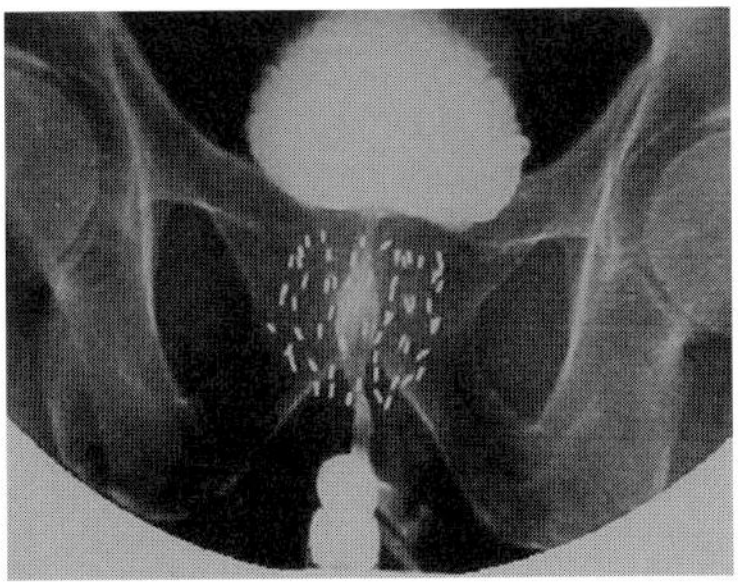

(資料提供　日本メジフィジックス株式会社)

シード線源

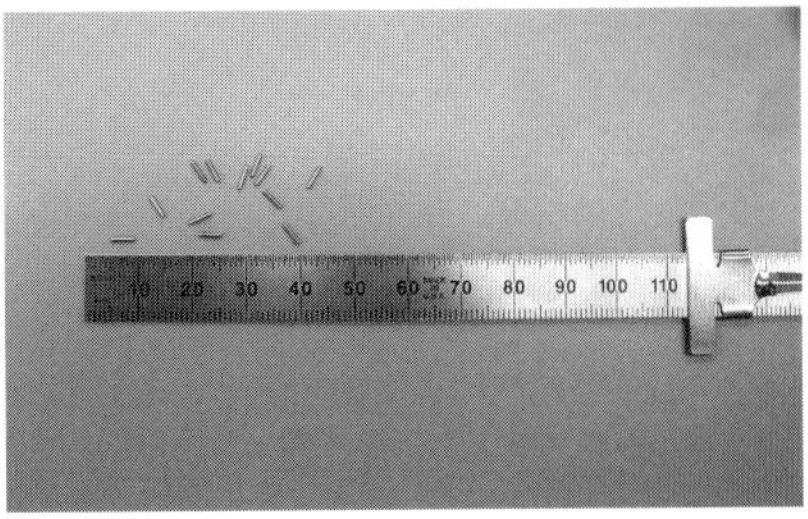

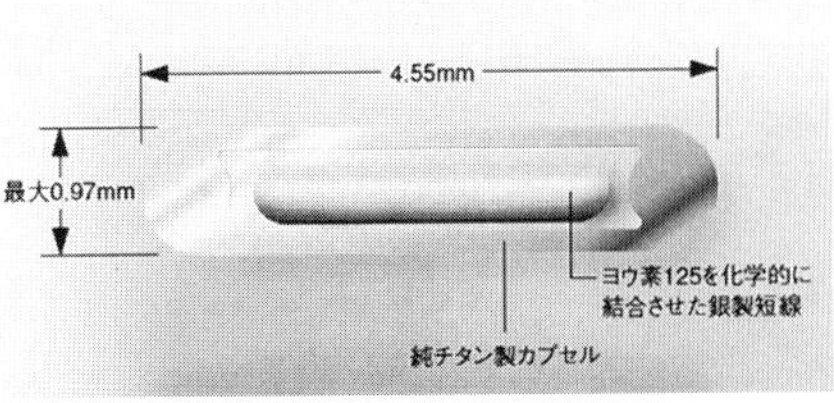

ZOOM UP

小線源療法 はこんな人に向いています

- 低リスク（13ページ参照）の人（PSA＜10ng/mℓ、グリソンスコア6以下、T分類T1かT2a、この3項目をすべて満たす）には、根治が期待できる。この場合の治療成績は、前立腺全摘除術と変わらない
- 低リスクでも、前立腺の大きさ（容積）が40mℓを超えている人は前立腺の一部が骨盤に入り込むため、シード線源は入れられない。ホルモン療法で前立腺を小さくしてから小線源療法を行う
- 中リスク（PSA10～20ng/mℓ、もしくはグリソンスコア7、もしくはT分類T2bかT2c、これらのうちいずれか）以上の人は、外照射療法などほかの治療と併用する必要がある
- 前立腺内に著しい石灰化がある人は、超音波エコーでのモニターがむずかしいため、小線源療法はあまり向かない

小線源療法の注意点

体内に放射線源を埋め込んでいると、他人との接触や、体内からの分泌物などに、放射線が影響を与えることがないのか気になるところです。実際は、どうなのでしょうか。

合併症は少ないが排尿障害が起こる場合も

小線源療法の場合、シード線源が体内で患部と密着しているので、少しの線量で高い効果を上げることが可能です。

ほかの周辺臓器を照射することがほとんどなく、その分、合併症が起こりにくいことも大きなメリットです。とはいえ合併症がまったくないとはいい切れないので、気になる症状があれば、主治医に相談してください。

早期合併症として、頻尿や排尿困難などが約半数の患者さんにあらわれますが、通常は1～2カ月でおさまります。晩期合併症としては、肛門からの出血や勃起障害〈ＥＤ〈Erectile Dys-function〉〉などが起こることがあります。

周囲の人に接触しても基本的には問題ない

通常は、埋め込んでから2カ月たつと、放射線量は当初の半分になり、4カ月後にはさらにその半分に、1年後にはほとんど放射されなくなります。シード線源は前立腺に入れたままにしますが、特に問題はありません。

シード線源から発せられる放射線のエネルギーは非常に低いものであり、ほとんどは前立腺や周りの組織に吸収されてしまうので、周囲の人との接触にも支障はないといえます。尿や便、汗や唾液などの分泌物に放射線が出てくることがありますが、悪影響を及ぼすほどではありません。

ただし念のため、放射線がほとんど放射されなくなるまでの1年間は、妊娠した人の隣に長く座ったり、幼い子どもを長時間ひざにのせたりするのは、避けるようにします。パートナーとの性交渉も、コンドームを使用することが望ましいでしょう。

まれに、尿や精液にまじって、シード線源が体外に排出されることがあります。見つけたら、小線源療法を実施した医療機関へ持参します。

入院中に、病院から退院後の生活指導があります。説明を受けるときは、家族も同席すると理解が深まります。

知っておきたい 治療後1年間の注意

・子どもを長時間ひざにのせたり、
妊婦さんと長い時間接触することは避ける

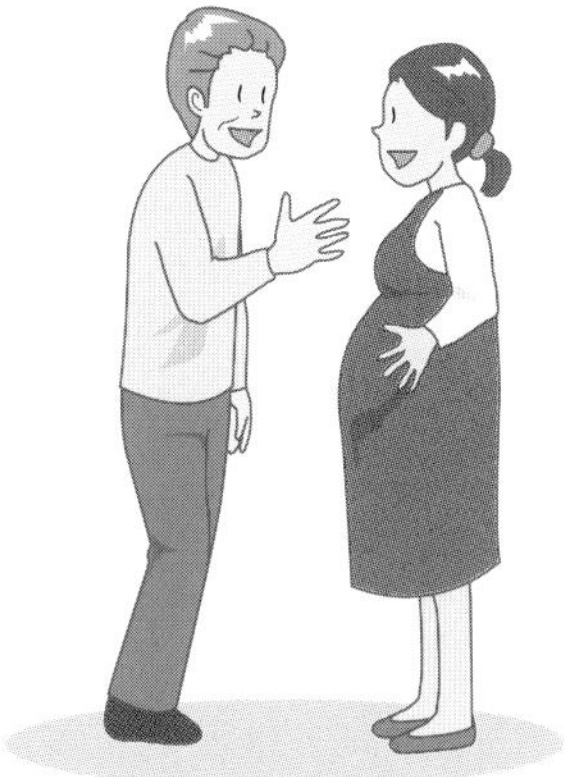

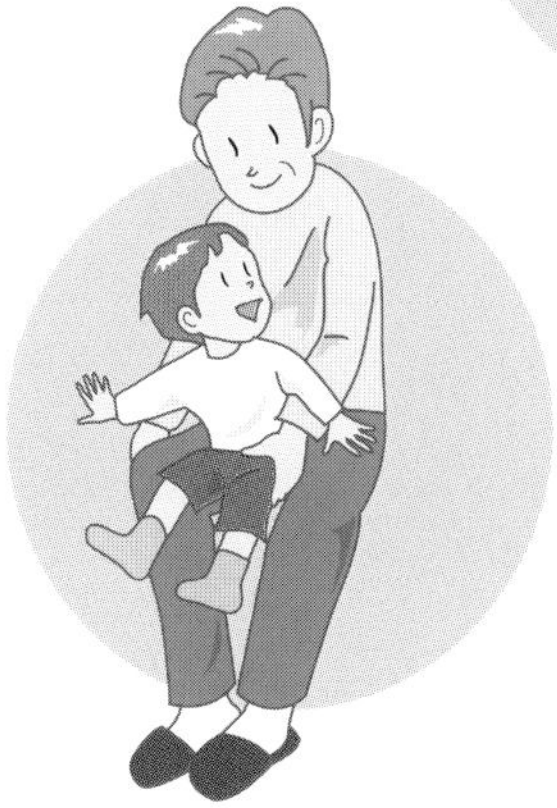

・性交時には
コンドームを使用する

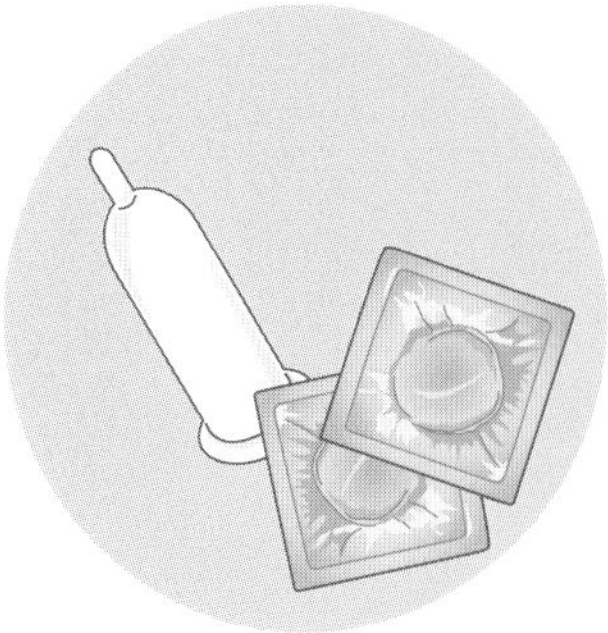

memo 1年間は、専用カードを携帯

小線源カプセルを挿入後1年以内に死亡すると、日本の法律では病理解剖をして前立腺ごと小線源カプセルをとり出さなくてはいけないことになっています。そのため患者さんは、1年間は「ヨウ素125線源永久挿入による小線源療法治療者カード」を携帯します。緊急時の医療機関での処置や手術を行うときは小線源療法を実施した医療機関に連絡するように書かれています。

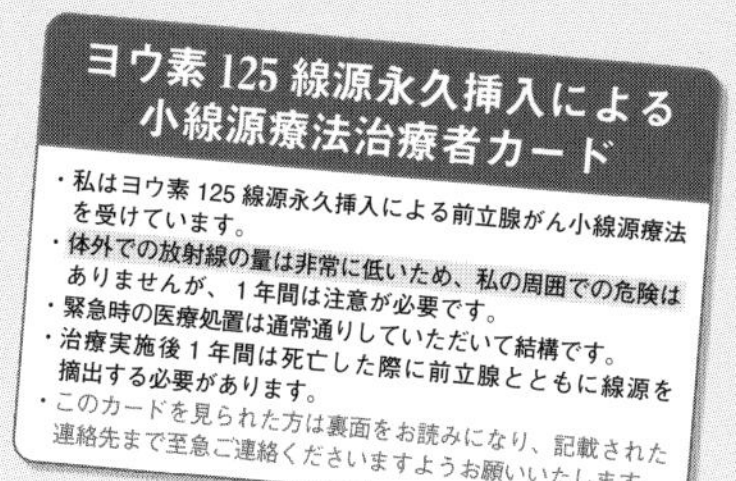
ヨウ素 125 線源永久挿入による
小線源療法治療者カード

・私はヨウ素 125 線源永久挿入による前立腺がん小線源療法を受けています。
・体外での放射線の量は非常に低いため、私の周囲での危険はありませんが、1年間は注意が必要です。
・緊急時の医療処置は通常通りしていただいて結構です。
・治療実施後1年間は死亡した際に前立腺とともに線源を摘出する必要があります。
・このカードを見られた方は裏面をお読みになり、記載された連絡先まで至急ご連絡くださいますようお願いいたします。

監視療法

どのようながんでも、早期発見・早期治療が原則といわれています。その常識にあてはまらないのが早期の前立腺がんです。監視療法は、不要な過剰治療を避け、合併症のリスクを回避します。

早期でおとなしいがんが対象。治療せずに経過を観察する

腫瘍マーカー検査の普及によって、前立腺がんが早期に発見される頻度が高くなってきました。「早期がん」と診断されれば、だれもが早いうちに治療をしなければと思いますが、あえて治療をしないで当面は経過を観察していくという新しい治療法が、監視療法です。

実は前立腺がんは、無症状のまま経過し、死亡の原因とはならない種類のがん（潜伏がん）であることが意外に少なくありません。監視療法の場合、がんが増大すれば治療をしますが、顕著な変化が見られないときは経過を見守ります。その結果、無治療のまま天寿を全うできる患者さんも出てくるのです。

また、どのような治療でも、合併症に悩まされることがあります。前立腺全摘除術をすれば、勃起障害（ＥＤ）や尿もれなどが考えられ、放射線療法では直腸炎や下血、血尿、尿道狭窄、勃起障害、尿もれなどを招くことがありえます。ホルモン療法では、性欲減退や勃起障害、むくみ、発熱、乳房の膨大、骨粗しょう症などの副作用を伴うこともあります。それらのリスクを回避でき、ＱＯＬ（生活の質）を低下させないでいられるという点では、評価されるべき治療法なのです。

memo

臨床試験では、有効性が認められている

厚生労働省研究班の調べによると、監視療法の臨床試験で、監視療法が適切と診断された前立腺がん患者118人のうち、実に84人（71.2％）が治療不要と判定され続け、その多くが5年以上たっても無治療のまま経過観察を続けているという報告もあります。

潜伏がんは、80歳以上なら45%が持っている

潜伏がんとは、がん以外の原因で亡くなった人を解剖したときに、初めて発見されるがんのことです。前立腺がんの場合、50歳を超える男性の20%に、80歳以上なら35~45%に潜伏がんが認められるといわれています。

潜伏がんは、〝悪さ〟を始めるまでにまだ時間があると判断されるおとなしいタイプのがんです。しかし今までは、すぐに悪さを始めるタイプの前立腺がんと区別することができず、ただちに手術や放射線治療などがすすめられてきました。しかしこれからもっと監視療法が普及すれば、不要な治療を避けられる人が増えてくるに違いありません。

要点check

監視療法

生検などの検査から、比較的おとなしいがんと予想される

→ ●血液中のPSA値の推移を観察 ●再生検 ●MRI

- PSA値が上がらない、またはわずかしか上がらない
- 再生検の結果やはりおとなしいがんと診断された

→ 引き続き監視療法を行う

- PSA値の上昇が速い
- 再生検で進行の速いがんと診断された
- MRIで病巣が増大した

→ 積極的治療（前立腺全摘除術、放射線療法、ホルモン療法など）に移行

Point

監視療法 → 何も治療しないことではない。
定期的に血液中のPSA値をはかる、再生検などして、
徹底した監視のもとで行われる、
れっきとした「治療法」

監視療法の対象になる人とは

監視療法の対象者には、手遅れになることを防ぐため、厳密な条件があります。具体的に「経過を観察する」という治療法は、どのように行われるのでしょうか。

早期がんならだれでも受けられるわけではない

監視療法は早期がんの人が対象ですが、そのほかにこまかい条件があります。

1　血液中のPSA値が10ng／mℓ以下。
2　前立腺組織の異常構造の程度から、がんの悪性度を見るグリソンスコアが6以下。
3　病期はT2aまで。
4　針生検でがん細胞の見つかる針（陽性コア）が2本以下。
5　陽性コアの中のがんの占める割合が50%以下。

ここまで厳密に限定する理由は、診断直後に手術などの積極的治療の機会をのがし、がん死を招くリスクを回避するためです。

監視療法を受ける患者さんは当然、手遅れになるリスクを背負うことになります。そのことを十分に理解してから始めるようにしましょう。

2～3カ月ごとにPSA値を測定する

監視療法は、2～3カ月ごとにPSA検査を行い、1～3年ごとに生検をするというサイクルで行われます。

PSA検査によって、その値が2倍になるのに要すると推定される時間（PSA値倍加時間＝ダブリングタイム）を計算します。

この時間の算出は、がんの悪性度をはかる目安となります。

PSAの増加とがんの分裂・増殖スピードはある程度相関しているので、PSA値が2倍になる時間が長いほどがんの悪性度は低く、短いほど悪性度は高いとされます。6カ月ごとに、直近の1年間と全観察期間の2種類のPSA値倍加時間を算出します。

監視療法の継続か中止（積極的な治療を開始する）かを判断する基準は2年とされています。

PSA値が2倍になるまでの時間が2年未満ならば、悪性度の高いがんと判断され、手術など何らかの治療がすすめられます。2年以上なら、悪性度は低いと見なされ、無治療のまま経過観察が続けられます。

要点check

監視療法の経過観察

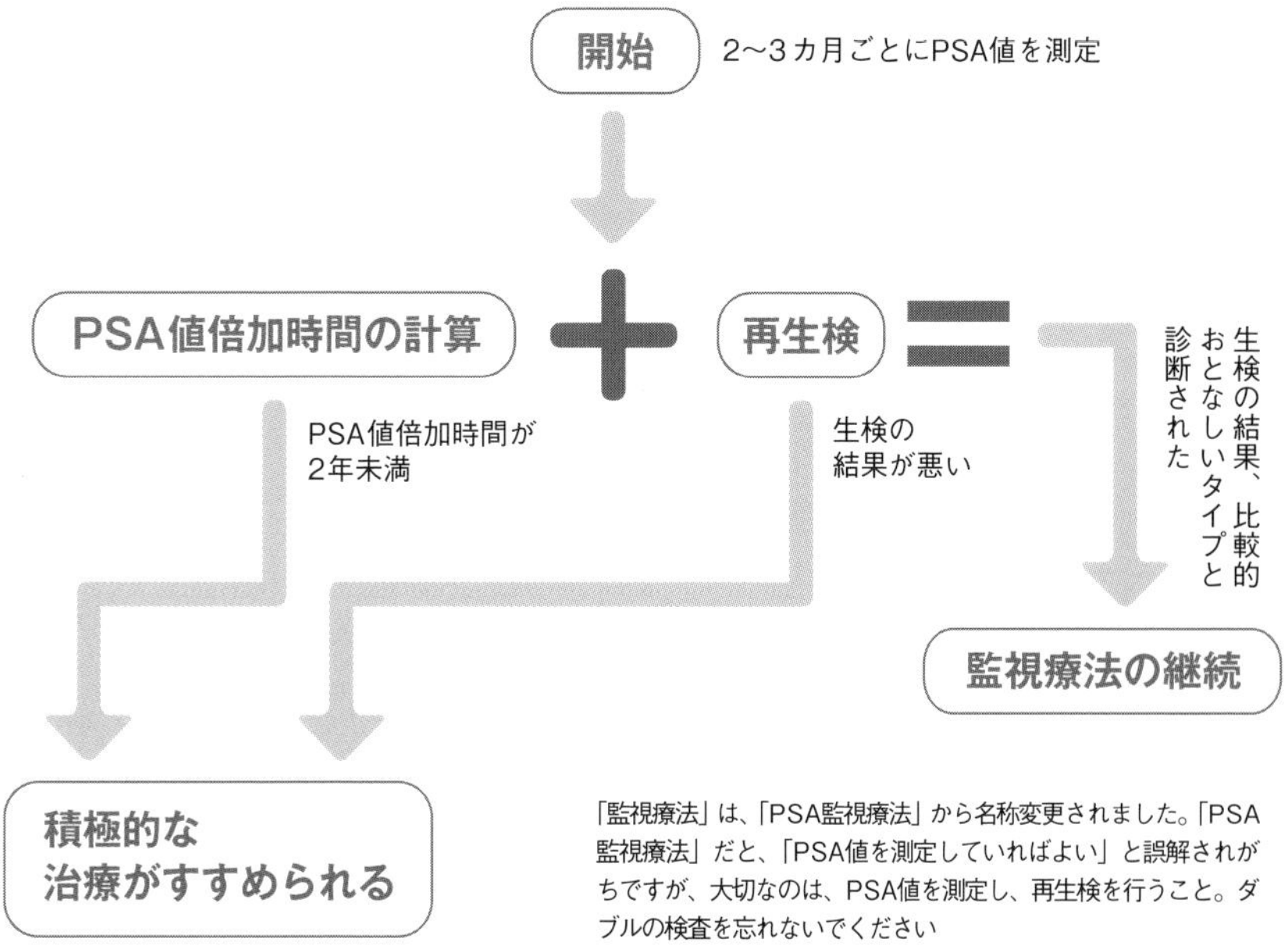

「監視療法」は、「PSA監視療法」から名称変更されました。「PSA監視療法」だと、「PSA値を測定していればよい」と誤解されがちですが、大切なのは、PSA値を測定し、再生検を行うこと。ダブルの検査を忘れないでください

Dr.'s アドバイス

積極的治療をすすめられたら前向きに検討して

監視療法を行っていると、自分だけはこのまま大丈夫と思ってしまう人がときどきいます。そのような人は、いざＰＳＡ値が上がって積極的治療をすすめられても、それに移行することに消極的になってしまうようです。治療を拒否すれば、命の危険も否定できません。主治医から次の段階の治療をすすめられたら、必ず前向きに受けるようにしてください。

生検は重要な検査。必ず受けよう

患者さんの中には、初年度の生検は受けても、次の年にはいやがる人もいます。生検は入院も必要で、前立腺に針を刺すといったこともあり、負担に思うのでしょう。しかし、がんの進行具合を見るには重要な検査なので、必ず受けるように心がけてください。毎年行うのが基本ですが、ＰＳＡ値倍加時間が上がらない人は、１年目、４年目、７年目、10年目の生検でもよいことになっています。

コラム

監視療法は「待機療法」とどう違う？

「監視療法」と「待機療法」は、しばしば混同されがちです。その違いをきちんと理解して、医師と相談しながら治療の進め方を考えましょう。

前立腺がんには、すぐに治療を開始せず、症状が出るまで無治療で経過観察をする「監視療法」と「待機療法」があります。両者はしばしば混同されがちですが、明確な違いがあります。

監視療法……定期的なＰＳＡ値の測定と再生検を行い、ＰＳＡ値の急上昇や、悪性度の高いがんが見つかった時点で、手術療法や放射線療法などの根治治療を行う方法。

命の危険が低い早期がんに有効で、「いつかは根治治療が必要になるけれど、すぐに治療せずに当面は様子を見ても大丈夫」という、若年者から高齢者まで幅広い年齢層が対象に。具体的には、ＰＳＡ値が10ng／㎖以下、グリソンスコアが6以下、病期はＴ2ａなどの患者さんが該当します。

待機療法……症状が出るまで何もしない方法で、基本的に高齢者が対象です。早期がんはもちろん、多少進行していても前立腺がん自体で亡くなる可能性がかなり低く、今後も症状が出ないと考えられる場合に行います。症状が出た場合は原則としてホルモン療法になり、根治をめざすものではない緩和治療です。

前立腺がんは高齢者に多いうえ、一般的に進行が遅く、がんが原因で亡くなるよりも早く、寿命を全うする人が珍しくありません。そのため、「症状が出るまで治療をしなくてもよいのでは」という考え方から待機療法が行われています。

	監視療法（active surveillance）	待機療法（watchful waiting）
治療目的	根治	緩和
スケジュール	2～3カ月ごとにPSA値を測定し、1～3年ごとに生検を行う	患者それぞれに違う
余命	10年超	10年未満

コラム

監視療法は「がん放置療法」とは違うの？

がんを治療せずに放置する「がん放置療法」が大きな話題になりました。監視療法とがん放置療法、どちらも治療をしないという意味では同じ立場のように見えます。

監視療法は、PSA値を定期的にはかり、生検をして、がんが進行していると医師が判断すれば、適切な時期に治療を始めます。放置しているわけではないので、がん放置療法とは違います。放置ではなく、治療をする必要があるかどうかを見きわめ、タイミングをはかっているのです。

治療に進むタイミングは人によってさまざまです。再生検をしてグリソンスコアが悪かった、腫瘍あるいはPSAの倍加速度（ダブリングタイム）が短くなったときが判断時期です。

そして無視できないのが、本人の気持ちというタイミングです。最初の診断で監視療法が適していると見なされたとしても、PSA値を監視していくうちに、検査を続けて結果を待つことのストレスに耐えられなくなる患者さんがいます。宣告を待つようでもう耐えられないという場合には治療を始めます。

監視療法を選択した場合には、治療をしない数年間、これまでと変わらない生活を続けられる、性生活も普通に送ることができるというのが最大のメリットです。また、PSA値を監視してきたけれど、やはり数値が上がってきたという場合には、本人も納得して治療に踏み切ることができます。

一方で、まだ子どもが小さいので早めに治療を始めたい、仕事や家庭の都合で、あるいは人生設計上、今すぐに治療したいという場合もあります。監視療法が適しているから、絶対にこの治療法を選ばなければいけないということはありません。

統計によれば、監視療法を選んだ人のうちの3～5割の人が、5年以内に治療を始めています。残りの5～7割の人は、治療をせずに前立腺がん以外の原因で亡くなっています。

興味深いのは、早期の前立腺がんの相対生存率が、期待余命を超えていることです。つまり、早期の前立腺がんと診断された人は、同年代の人より長生きする人が多いのです。

その理由は、早期に前立腺がんが見つかる人は、健康に対する関心が高い、がんと診断されたことで生活習慣を改める、健診を受けるなどして、かえって長生きするからと考えられます。

HIFU（ハイフ）（高密度焦点式超音波療法）

繰り返し行える、体を切開する必要もないなどの特徴があるHIFU（ハイフ）。健康保険は適用されておらず高額ではあるものの、高齢者にやさしい治療法といわれています。

強力な超音波を集中させがんを焼き殺す

超音波を一点に収束させると、虫メガネで太陽の光を一点に集めたときのように高熱が発生します。この原理を応用して、がん細胞を焼き殺す治療法がHIFU（ハイフ）です。

HIFUは、長期的なデータがないため確立していないのが現状で、前立腺がんを根治する確証までには至っていません。年齢に制限はありませんが、50〜60代の若い世代には、標準治療である前立腺全摘除術か放射線療法の根治治療をおすすめします。それらが身体的につらいという高齢者などは、HIFUが一つの選択肢となるでしょう。

注目! HIFUの原理

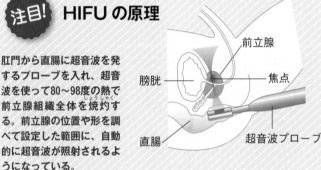

肛門から直腸に超音波を発するプローブを入れ、超音波を使って80〜98度の熱で前立腺組織全体を焼灼（しょうしゃく）する。前立腺の位置や形を調べて設定した範囲に、自動的に超音波が照射されるようになっている。

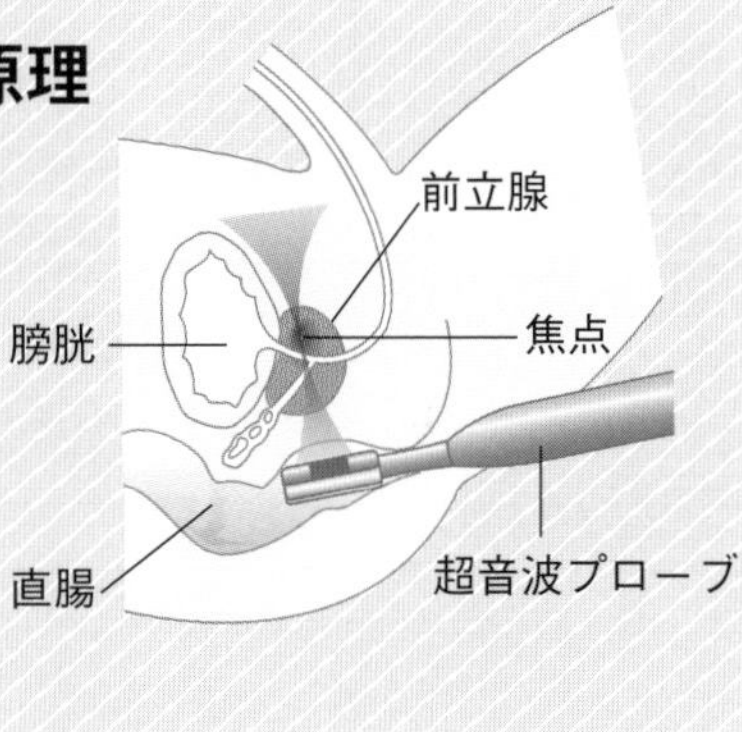

ZOOM UP

HIFU はこんな人に向いています

- 病期T1〜T2で、ほかの臓器に転移がない
- 術前のPSA値が20ng/mℓ以下
- 前立腺の容積が40mℓまで
- 前立腺の中に結石がない
- 直腸の手術を受けたことがない
- 根治療法が身体的につらい高齢者

補助療法としてのホルモン療法

――ネオアジュバント療法とアジュバント療法

ホルモン療法では根治はできませんが、根治治療と併用して行うという利用の仕方もあります。ある程度進行している前立腺がんには、有効性が認められています。

主体となる治療の前後に補助的に行うホルモン療法

前立腺全摘除術や放射線療法だけで根治がむずかしい前立腺がんに対して、がんを縮小させる目的で根治治療の前に行うホルモン療法を「ネオアジュバント療法」といいます。また、根治治療のあとに、追加治療として行われるのが「アジュバント療法」です。

前立腺全摘除術を行う場合、ネオアジュバント療法を行っても、生存率に改善は見られないとされています。一方、前立腺全摘除術後に、切除した前立腺やリンパ節などを病理検査して、がんが転移しておらず、とり切れていることがわかれば問題ありません。しかし、がんが転移して残っていると判断されたり、再発のリスクが高いとされたときなどはアジュバント療法をとり入れる場合もあります。

放射線療法を主治療とする場合、ネオアジュバント療法は有効です。事前にホルモン療法をすることで、前立腺がんが小さくなるだけでなく、前立腺自体も小さくなります。そのため、放射線を当てるターゲット範囲が小さくなり、前立腺全体に効率よく当てられ、副作用も軽くてすむ利点があるのです。

また、アジュバント療法も適しています。実際、放射線療法単独よりも、アジュバント療法を併用したほうが、生存率が高くなるといった報告もあり、有効性が確認されているのです。

このため、特に高リスク（102ページ下参照）の患者さんには、放射線療法にネオアジュバント療法、アジュバント療法のどちらか、もしくは両方をとり入れることが標準となっています。

行うタイミングや期間は施設によって異なる

補助療法を行う期間の目安は、中リスクの人は6カ月くらい、高リスクの人は2年くらい、低リスクの人はあまり治療効果が変わらないので行う必要はないといわれています。ただし、どれくらいの期間行うかは確定しているわけではなく、議論されているところです。施設によって違うので、主治医によく確認してください。

要点check

主体とする治療法によって、補助療法のとり入れ方が違う

前立腺全摘除術の場合

前立腺全摘除術後

⇓

病理検査の結果により
アジュバント療法

再発のリスクを抑えられる

放射線療法の場合

ネオアジュバント療法

⇓

放射線療法

⇓

アジュバント療法

放射線単独と比べると、生存率が上がる

前立腺がんのリスク分類

低リスク

PSA＜10ng/mℓ、グリソンスコア6以下、T分類T1かT2a、この3項目をすべて満たす

中リスク

PSA10〜20ng/mℓ、もしくはグリソンスコア7、もしくはT分類T2bかT2c、これらのうちいずれか

高リスク

PSA＞20ng/mℓ、もしくはグリソンスコア8〜10、もしくはT分類T3〜T4、これらのうちいずれか

第4章

転移・再燃している場合の治療法

　前立腺がんのがん細胞は、血液やリンパ液によって運ばれ、前立腺から離れたところへ移動し増殖することがあります（転移）。また、ホルモン療法を数年続けていると効かなくなることも（再燃）。そのような場合の治療法を説明します。

ホルモン療法（内分泌療法）の基礎知識

前立腺がホルモンの支配を受けていることから、ホルモン療法が行われるようになりました。根治はできませんが、大きな副作用なく行うことができ、がんを小さくする効果が期待できます。

去勢術かホルモン薬かどちらかが第一選択

前立腺がんは、男性ホルモン（アンドロゲン）が刺激になって、がんが分化・増殖します（これをホルモン依存性といいます）。そこで、男性ホルモンの分泌や作用を抑えて、がん細胞の増殖を防ぐのがホルモン療法の目的です。

ホルモン療法を継続して行うと、ホルモン依存性がんは減っていきますが、ホルモン非依存性のがんが増殖し、やがてホルモン療法自体が効かなくなります。そのため効果は一時的と考えられているので、根治ではなく、がんを縮小させる目的でとり入れられます。

ホルモン療法には、大きく分けて「外科的去勢術（両側精巣摘除術）」と「ＬＨ-ＲＨ（黄体化ホルモン放出ホルモン）アゴニスト・アンタゴニスト」による薬物療法（１０６ページ参照）の２つの選択肢があります。また、薬の使い方を工夫した併用療法として「ＣＡＢ（ＭＡＢ）療法」（１０８ページ参照）も多くとり入れられるようになりました。そのほか、抗アンドロゲン薬を単独で使用する場合もあります。

ホットフラッシュなどの副作用が出ることも

ホルモン療法では、副作用として、更年期の女性にあらわれるような症状が起こることがあります。具体的には、のぼせ、ほてり、発汗などのホットフラッシュ、性機能障害、体重増加、筋力低下、骨粗しょう症などです。

中でもいちばん顕著なのが筋力低下です。治療前と同じような負荷で運動していると、ケガをするおそれもあるので気をつけましょう。

筋力が低下するとエネルギーの消費も少なくなるため、治療前と同じように食べると体重増加にもつながってしまいます。

糖尿病になりやすいという研究データもあるので、エネルギーのとりすぎには注意が必要です。

同時に、骨粗しょう症予防のため、カルシウム補給を重視します。低脂肪乳や低脂肪ヨーグルトを毎日とるなど工夫してください。できればこまめに骨密度をはかり、問題があれば主治医にカルシウム剤や骨粗しょう症の薬を処方してもらうこともできます。

要点check

主なホルモン療法（内分泌療法）

● 外科的去勢術（両側精巣摘除術）

● 薬物療法

LH-RH アゴニスト・アンタゴニスト（内科的去勢）
CAB（MAB）療法
抗アンドロゲン薬

ZOOM UP

ホルモン療法 はこんな人に向いています

- がんが前立腺の被膜を越えていたり、周辺臓器にまで広がっている局所浸潤がん（T3～T4）
- 離れた臓器に転移のある進行がん（N1、M1）
- 体力的に前立腺全摘除術などの根治療法を受けるのがむずかしい高齢者
- 持病があって根治療法を受けられない人

注目! 新しい選択にデガレリクス酢酸塩

ホルモン薬（LH-RHアンタゴニスト製剤）として、2012年にデガレリクス酢酸塩（商品名・ゴナックス）が発売されました。この薬は従来から使われているLH-RHアゴニスト製剤に見られた治療開始直後のフレアアップ現象（一時的に男性ホルモンの分泌量が多くなり、病状が悪化する）が起こらないと考えられています。ただし、月に1回皮下注射で投与する際、注射部位が赤くなったり痛みが出たりと皮膚反応が出ることがあります。

ホルモン療法
——外科的去勢術、LH-RHアゴニスト・アンタゴニスト

ホルモン療法の代表的な方法が、外科的去勢術と、ＬＨ－ＲＨアゴニスト・アンタゴニストによる薬物療法です。治療効果は同等とされているので、経済的なことなど多方面から検討することが大事です。

外科的去勢術（両側精巣摘除術）

両側の精巣を摘出する手早い方法

最も古くから行われている方法が、外科的去勢術です。両側の精巣（睾丸）を手術によって摘出し、精巣から分泌される男性ホルモンをなくすことを目的とします。効果は確実で、手術の1～2週間後には、血液中のテストステロンの量は急激に低下し、そのままの状態を保ちます。

また、手術も30分程度ですみ、体の負担が少ないのが大きな利点。袋（陰嚢）ごと切除するわけではなく、中にある精巣だけをとり出すので、外見上はそれほど違和感がありません。治療費も比較的安価で行えることも利点の一つです。

ただし、男性のシンボルである精巣をとり去ってしまうことは、子どもをつくる年代を過ぎた人でも、心理的ダメージや抵抗感があることは否めません。

現在では、外科的去勢術と同じ効果を得られる薬剤のＬＨ－ＲＨアゴニスト・アンタゴニストがあるので、この治療法は減る傾向にあります。

LH-RHアゴニスト・アンタゴニスト（内科的去勢）

男性ホルモンを大量に分泌させ、枯渇に導く

ＬＨ－ＲＨアゴニストは、脳の下垂体に作用して、ＬＨ（黄体化ホルモン）およびテストステロンという男性ホルモンの分泌を抑え、がんの進行を阻害する薬剤です。

通常、脳の視床下部でつくられるＬＨ－ＲＨ（黄体化ホルモン放出ホルモン）というホルモンは、下垂体にＬＨをつくるよう指令を出しています。ＬＨは、精巣にテストステロンをつくるように働きかけるので、それにより前立腺がんの細胞が増殖してしまいます。

ＬＨ－ＲＨアゴニストは、ＬＨ－ＲＨと構造が似ている薬で、継続的に用

いると、下垂体が常に刺激された状態になり、LHを放出し続けます。そのため、治療開始後約4日間はLHの分泌量が一時的に増えるので、テストステロンの分泌量も増加します（フレアアップ現象）。しかし、その後はLHが枯渇したような状態になり、精巣が刺激されなくなるのです。結果、精巣でのテストステロンの生成が止まり、がん細胞の増殖が抑えられるという仕組みです。

この治療法は、定期的な通院が必要で、さらに経済的負担が大きいことがデメリットですが、外科的去勢術のような苦痛がなく、外来治療のみで簡単なことから、選択されることが多いようです。

また、LH-RHアンタゴニストに分類されるフレアアップが起こらない治療薬が開発されました（105ページ参照）。

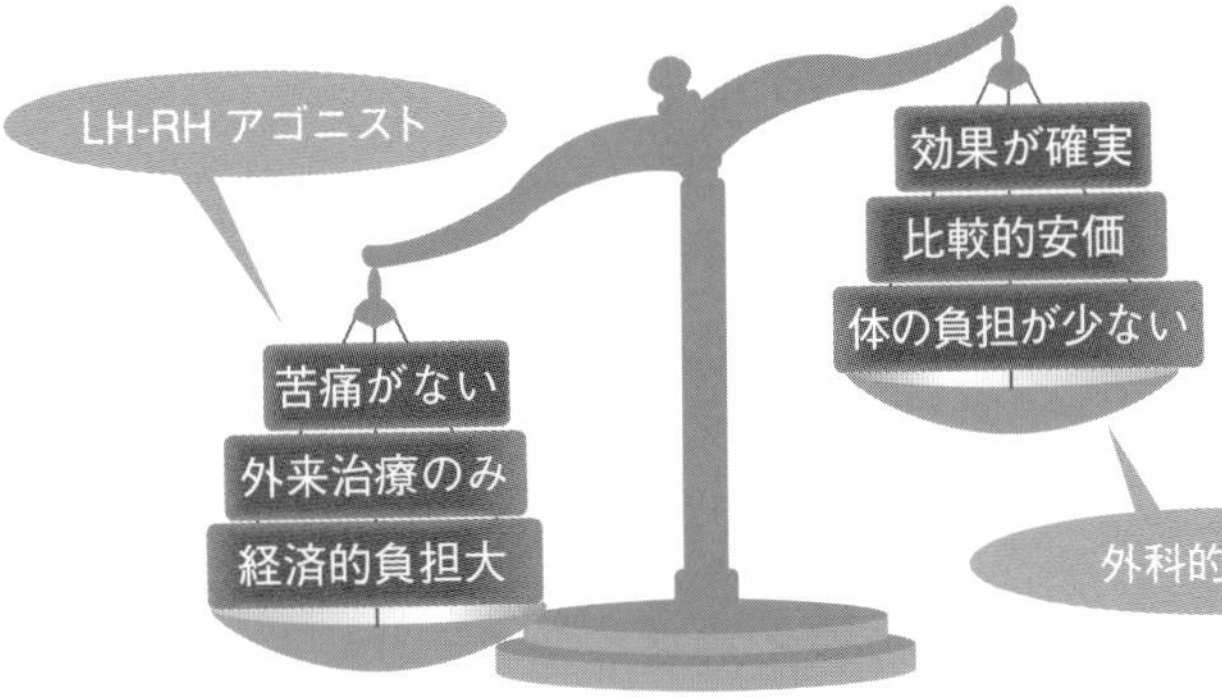

Point ホルモン療法によく使われるLH-RHアゴニスト

リュープロレリン酢酸塩

（商品名・リュープリン）

3.75mgを月1回注射、もしくは、
11.25mgを3カ月に1回注射

22.5mgを6カ月に1回注射

ゴセレリン酢酸塩

（商品名・ゾラデックス）

3.6mgを月1回注射、もしくは、
10.8mgを3カ月に1回注射

ホルモン療法
——CAB（MAB）療法

去勢と抗アンドロゲン薬を併用するCAB（MAB）療法。治療費が高額なのがデメリットですが、短期間でホルモン療法を行いたい人に向いています。

男性ホルモンの作用を最大限くい止める方法

106ページで紹介している外科的去勢術とLH-RHアゴニストのほかに、最近多く選択されているのがCAB（MAB）（Combined/Maximum Androgen Blockade　コンバインド／マキシマム・アンドロゲン・ブロックケイド）療法です。これはLH-RH製剤（または外科的去勢術）と抗アンドロゲン薬の併用療法です。

実は男性ホルモンは、95%は精巣から分泌されていますが、残り5%は副腎から分泌されています。CAB療法は、精巣から分泌される男性ホルモン（テストステロン）を抑え、副腎から分泌される男性ホルモンの作用を抗アンドロゲン薬で抑えることで、男性ホルモンの作用を最大限くい止めるという考え方です。

短期間で効果が出るが経済的負担が大きい

抗アンドロゲン薬には、ステロイド性と非ステロイド性があります。非ステロイド性のほうが男性ホルモンをブロックする作用が強力です。

CAB療法で最もよく使われる抗アンドロゲン薬は、非ステロイド性のビカルタミド（商品名・カソデックス）です。1日1回の服用で、副作用もあまりないことで選択されています。

CAB療法の治療効果は、外科的去勢術やLH-RHアゴニストと比べると、少し高いという程度です。しかし、LH-RHアゴニストよりも効果は早く出ます。ただし、治療費が月5万～10万円くらいと高額で、経済的負担が否めません。たとえば、CAB療法を短期間行って前立腺がんを小さくしてから放射線療法を行うと、効果が高くなるといわれています。このように、短期間で行うならおすすめといえるでしょう。

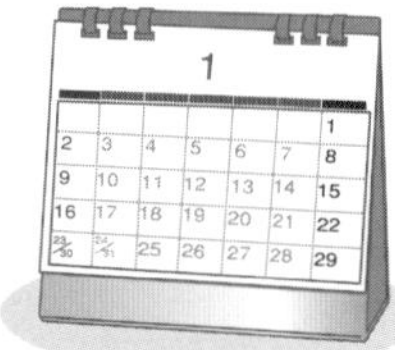

LOOK

前立腺がんの細胞の増殖を促す男性ホルモン

CAB（MAB）療法は、精巣と副腎からの男性ホルモンをブロックする

● 男性ホルモンの分布経路

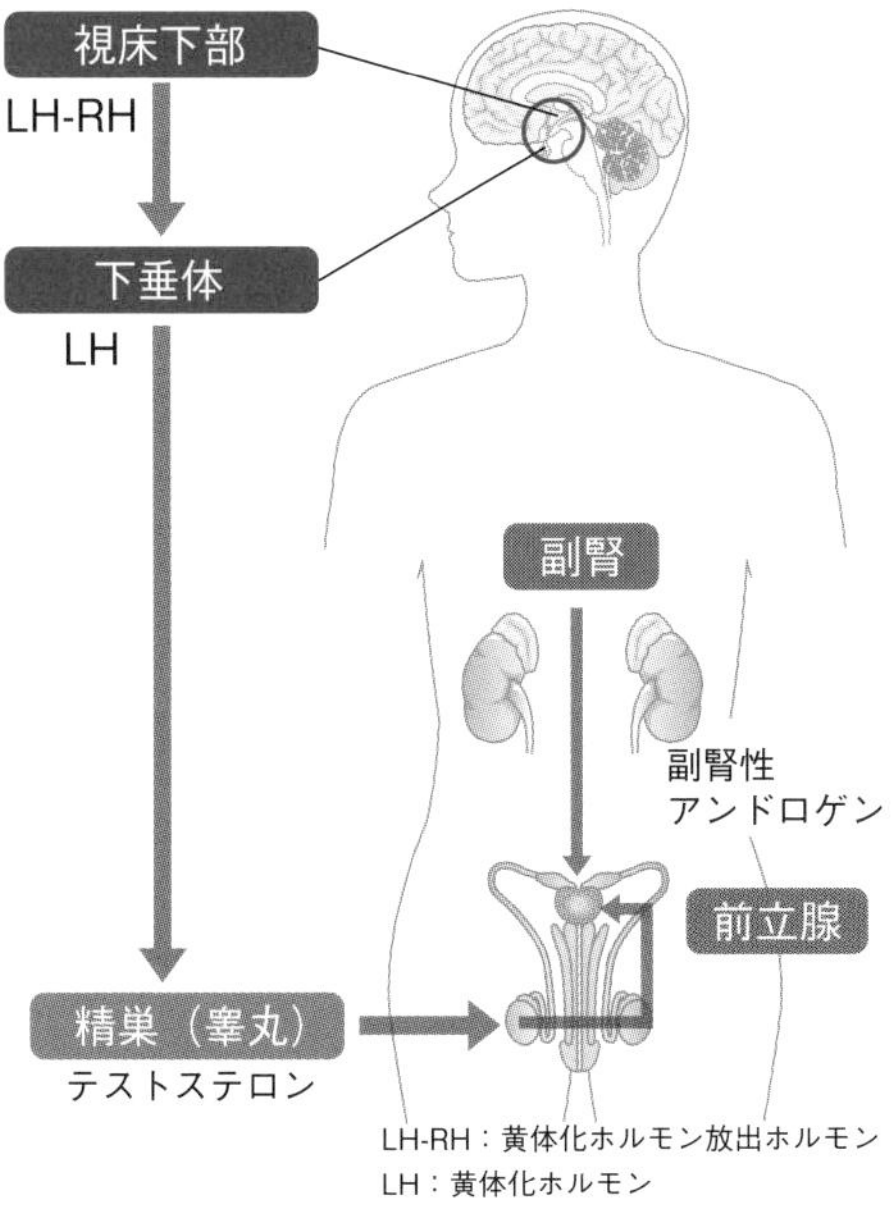

Point CAB（MAB）療法のメリットとデメリット

メリット

- **外科的去勢術やLH-RHアゴニストに比べて、少しだけ効果が高い**
- **薬の投与だけなので、外来で簡単にすませせることができる**
- **放射線療法と併用すると効果が高い**

デメリット

- **治療費が高額**

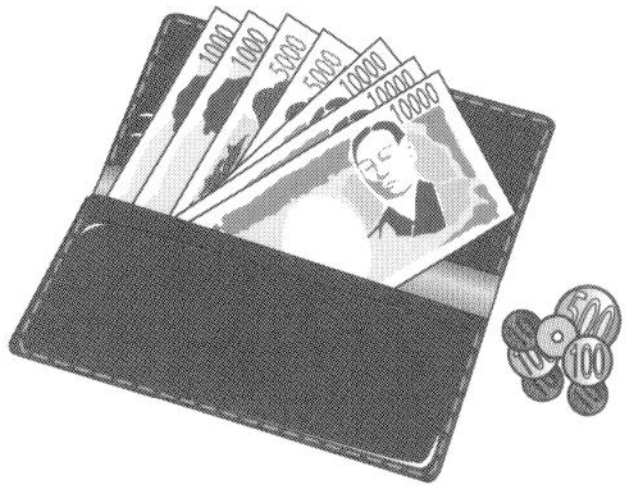

ホルモン療法——抗アンドロゲン薬

第一選択薬ではありませんが、補助療法として、抗アンドロゲン薬が広く使われています。主にCAB療法で併用されることが多く、単独で使うのは副作用が少ないものの、効果は劣ります。

男性ホルモンは生成されるが、前立腺に作用する前に阻止

前立腺がんの細胞がアンドロゲン（男性ホルモン）を受けとるためには、それを受け入れる受容体が必要です。抗アンドロゲン薬は、この受容体と結合して占拠することにより、アンドロゲンと受容体の結合を阻害して、がん細胞がアンドロゲンを受けとれないようにする働きがあります。つまり、精巣で男性ホルモンは生成されますが、前立腺に作用する直前に阻止するというわけです。

この薬にはステロイド性と非ステロイド性の2種類があります。ステロイド性のタイプは、視床下部などの中枢にも作用してLH（黄体化ホルモン）の分泌を抑制し、テストステロンの分泌を低下させます。よく使われるのはクロルマジノン酢酸エステル（商品名・プロスタール）です。副作用として、男性ホルモンの低下により、乳房の膨大や性欲減退があらわれることがあります。非ステロイド性のタイプは中枢に作用しないため、血液中のテストステロンの濃度は減少しません。そのため、性欲減退はなく、性機能を温存できるメリットがあります。よく使われるのは、ビカルタミド（商品名・カソデックス）とフルタミド（商品名・オダイン）です。副作用として、乳房の膨大や肝機能障害があらわれることがあります。

単独で使用すれば副作用が少ないが……

非ステロイド薬を単独で使用すれば、女性の更年期障害のような症状はなく、性欲も維持でき、骨粗しょう症になることもあまりないといえるでしょう。ただし治療効果でいえば、CAB療法の半分程度しかないのが現状です。そのため単独で使うことは少なく、LH-RHアゴニストと併用するCAB療法で使用されることが多いです。

これらの薬にはジェネリック薬も登場しています。薬の選択しだいでは1カ月の薬代が半額になることもあります。試したい場合には主治医と相談してください。

参考 よく使用される抗アンドロゲン薬

ステロイド性	非ステロイド性
クロルマジノン酢酸エステル **（商品名・プロスタール）** **25㎎錠×4錠／日** 主な副作用 ・乳房の膨大 ・性欲減退	**ビカルタミド** **（商品名・カソデックス）** **80㎎錠×1錠／日** **フルタミド** **（商品名・オダイン）** **125㎎錠×3錠／日** 主な副作用 ・乳房の膨大 ・肝機能障害

memo その他の治療として、女性ホルモン薬も

LH-RHアゴニストや抗アンドロゲン薬が効かなくなったときの選択肢として、エストロゲン（女性ホルモン）薬があります。男性ホルモンと女性ホルモンは、一方が増えればもう一方は減るという関係にあります。エストロゲンを投与することで、男性ホルモンの働きを弱め、前立腺がんの進行を抑えるねらいがあります。また、前立腺がん細胞に対する、直接作用もあるとされています。具体的には、エチニルエストラジオール（商品名・プロセキソール）が使用されます。ただし、女性ホルモンによって乳房の膨大があらわれるほか、血栓ができやすくなって心臓や脳の血管に障害を起こして、血栓症や心筋梗塞になるなどの症状があらわれることがあり、慎重に使用することが望まれます。長期間使用することもリスクを伴います。

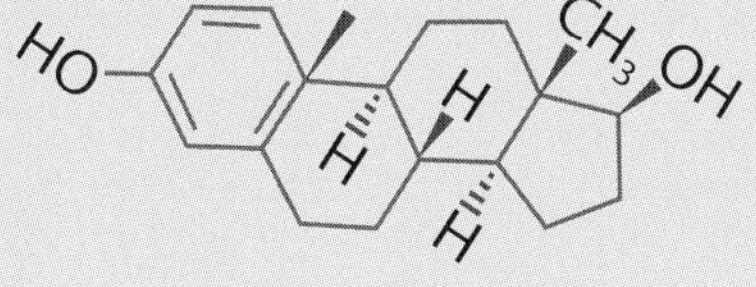

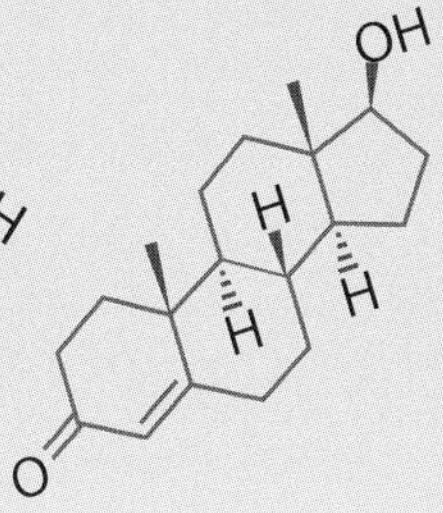

ホルモン療法
――間欠的ホルモン療法

ホルモン療法を休止したり、再開することを繰り返す間欠的ホルモン療法。治療を休むことで体への負担や副作用を軽減することができ、経済的にも負担が軽いとあって、注目されています。

やがて効かなくなるホルモン療法。効く期間を少しでも長くする

ホルモン療法の効果は一時的なもので、2~10年ほどで効かなくなることがわかっています。それなら、効かなくなるのを少しでも先に延ばせないかということで考え出された新しい試みが、間欠的ホルモン療法です。

また、通常のホルモン療法の副作用として、性機能障害や骨粗しょう症、貧血など、更年期の女性にあらわれるような症状が起こることがあります。間欠的ホルモン療法では、治療を休むことで、このような副作用を軽減することもできます。

具体的な方法は、LH-RHアゴニストなどの効果によって血液中のPSA値が下がったら、いったん薬の使用をやめます。そうするとしばらくして、低下していたPSA値が再び上昇してきます。PSA値10ng/mℓをおよその目安として（病状によって違います）、そこまで上昇してきたら、またホルモン薬による治療を始めます。これを繰り返すのが基本的なやり方です。

投薬期間や休止期間は数カ月単位で、これと決められた期間はありません。数カ月治療を休むといっても、何もしないわけではなく、1~3カ月ごとにPSA値をはかります。知らないうちにがんが進行していたということがないよう、医療側も配慮します。

まだ確立されていないがメリットは大きい

間欠的ホルモン療法は、いつ治療を休止し、いつ再開するかなどについて、まだ確立されていない治療法です。

しかしながら間欠的ホルモン療法は、患者さんの身体的負担も少なく、休止期間中は薬代もかからないため、経済的にも負担が軽い治療法といえます。治療例が増えてくれば、これからもっと重要視されることでしょう。

特に、放射線療法などの根治治療後に再発した場合、間欠的ホルモン療法のメリットが大きいとされています。そのため、放射線療法後に再発した場合は、標準治療となっています。

Point 間欠的ホルモン療法のメリットとデメリット

メリット

・アンドロゲン依存性の期間を長く保てる。それによって生存期間を延長できる可能性も

・性機能障害を軽減できる

・休止期間があることで、身体的、精神的にも楽

・休止期間中は薬代がかからないので、従来の治療を継続する方法よりも治療費が安くあがる

デメリット

・PSA値をこまめにはからなければならない

・休止中に、病気が進行する可能性もゼロではない

・治癒可能ながんに対して、不完全な治療につながるリスクがある

・やり方や有効性に、一定の見解がない

ZOOM UP

間欠的ホルモン療法 はこんな人に向いています

・ホルモン感受性がある人

・前立腺全摘除術や放射線療法後に再発して、ホルモン療法を行う場合、ホルモン療法の副作用を回避したい

・大きな経済的負担を避けたい

間欠的ホルモン療法中のPSA値

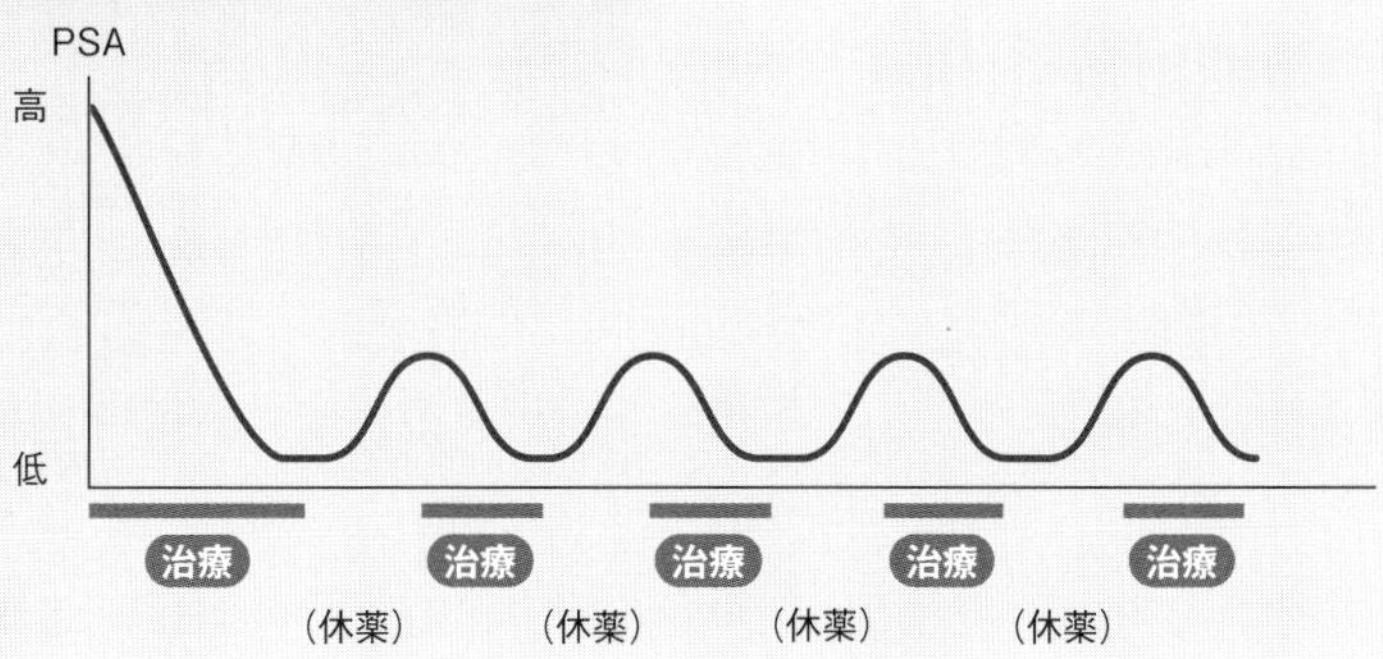

ホルモン療法をしていない場合の転移のある前立腺がんの治療

転移が見られると、ホルモン療法に入るのが一般的です。一方で、ホルモン療法をまだ一度も試したことがない患者さんに対し、抗がん剤や新規ホルモン薬の併用療法が効くという臨床報告が出ています。

初回にドセタキセルを併用すると生存期間が延長

前立腺がんに転移が認められると、一般的な初期治療としてホルモン療法が選択されます。具体的には、外科的去勢術やLH-RHアゴニスト・アンタゴニスト、ビカルタミドを使ったCAB療法が選ばれています。それらが効かなくなった段階で、抗がん剤であるドセタキセルや新規ホルモン薬であるアビラテロンなどを使用するというのが従来の標準的な流れとなっています。

しかし最近になって、初期治療の段階から、従来のアンドロゲン除去療法ADT（外科的去勢術、LH-RHアゴニスト・アンタゴニスト）に加えて、ドセタキセル、アビラテロン酢酸エステルなどを使用すると生存期間が延長することが報告されています。

3剤を併用するトリプレット療法

近年、「ADT＋ドセタキセル＋ダロルタミド」という3剤を併用する「トリプレット療法」が行われるようになっています。このトリプレット療法は、「ADT＋ドセタキセル」の併用療法と比較して、ホルモン療法をしていない場合の転移のある前立腺がんにおいて、生存期間が延長できることが明らかになっています。

新しく加えられたダロルタミドは、アンドロゲン受容体阻害薬です。受容体と結合し強力な作用で、アンドロゲン受容体としての機能と、前立腺がん細胞の増殖を阻害する薬です。

トリプレット療法は、ADTをベースに実施します。ドセタキセルは、3週間ごとに1回の点滴を最大6回行うサイクルです。ダロルタミドの服用開始後6週間以内に、ドセタキセルの1回目を開始します。

ダロルタミドは1日2回、食後に毎日服用します。ドセタキセルの治療が終わっても、ダロルタミドは継続して服用してください。

現在は、ホルモン療法をしていない場合の転移のある前立腺がんに対して、左ページ下で示した4つの治療法が認可されています。

memo

トリプレット療法のスケジュール

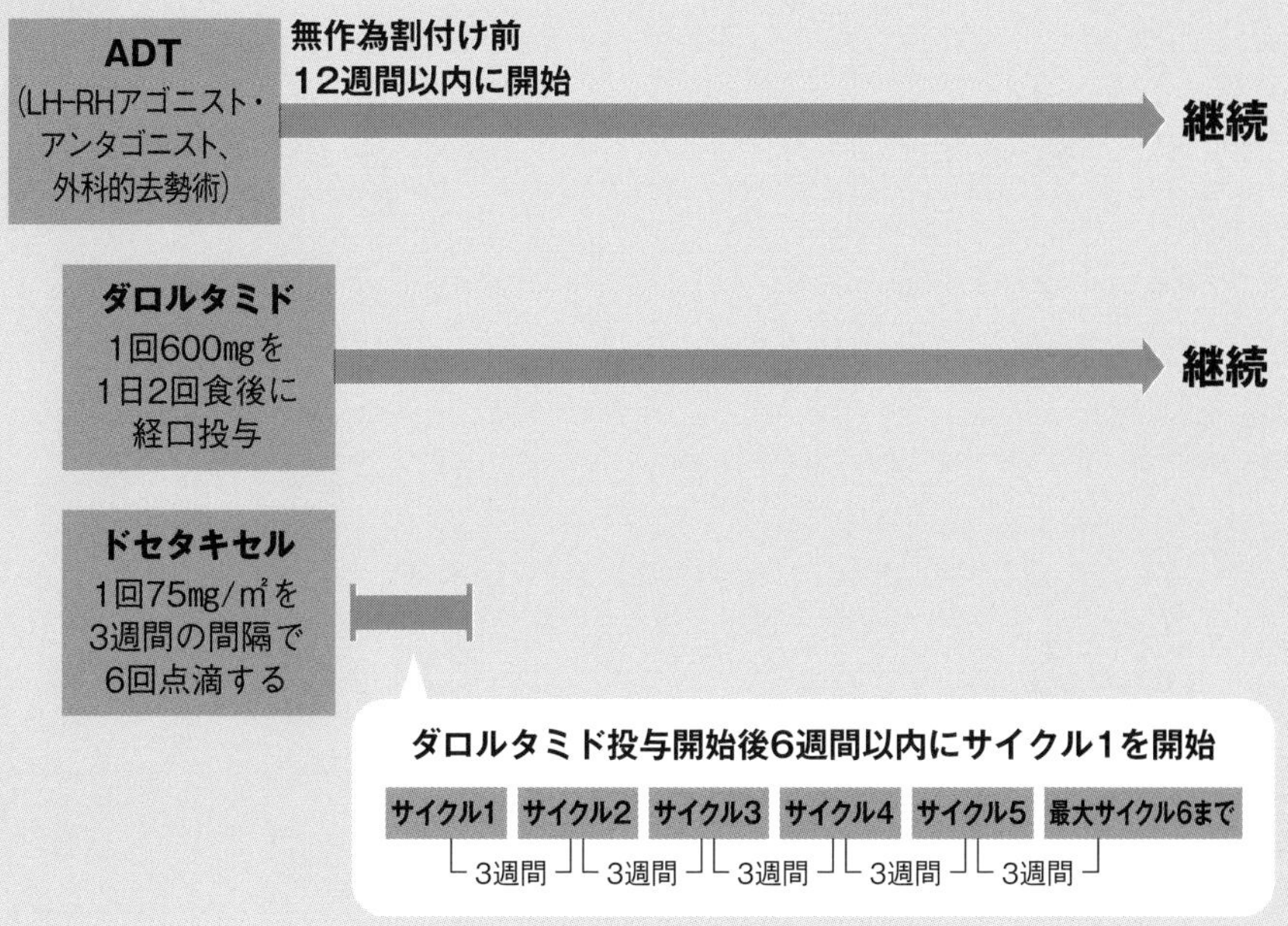

要点 check

転移のある前立腺がんに対する初回治療

・LH-RHアゴニスト・アンタゴニスト/外科的去勢術（ADT）

・ADTとビカルタミドによるCAB（MAB）療法

・LH-RHアゴニスト・アンタゴニスト／外科的去勢術＋アビラテロンまたはエンザルタミドまたはアパルタミド

・LH-RHアゴニスト・アンタゴニスト／外科的去勢術＋ドセタキセル＋ダロルタミド（トリプレット療法）

去勢抵抗性前立腺がんとは

ホルモン療法で一時的にがん細胞の増殖を抑えても、抵抗力をつけたがん細胞が増えていき、やがて効かなくなります。しかし近年、新薬が開発され、治療法の選択肢が増えています。

男性ホルモンを断たれても生きようとするがん細胞

前立腺がんは、男性ホルモン（アンドロゲン）が刺激となり分化や増殖を繰り返します。そのため、外科的去勢術（両側の精巣の外科手術による切除）やLH－RHアゴニストまたはアンタゴニストなどによるホルモン療法は、たいへん有効な治療法です。ただしこれらのホルモン療法には限界があるのです。

男性ホルモンの95％は精巣（睾丸）から分泌されますが、LH－RHアゴニスト・アンタゴニストによるホルモン療法では、それを抑制する効果があります。しかし、男性ホルモンの5％は副腎からも分泌されています。精巣由来の男性ホルモンが枯渇すれば、がん細胞は副腎由来の男性ホルモンを使って生き延びようとします。そのため、副腎由来の男性ホルモンも合わせてシャットアウトできるように、CAB（MAB）療法がとり入れられているのです。

しかし、がん細胞は男性ホルモンを断たれてもなお生き延びるために、男性ホルモンがなくても増殖する性質を獲得していきます。また、がん細胞が自身で、コレステロールから男性ホルモンを合成することもわかってきました。そのため、精巣からの男性ホルモンを遮断するホルモン療法が効かなくなったがんを、去勢抵抗性前立腺がん（CRPC）といいます。

ホルモン療法が効かなくなるまでの期間は個人差がありますが、短くて2年ほど、長くて約7～10年です。一般的に、グリソンスコアの数値が低い場合はホルモン療法が長く効き、高い場合は効く期間が短い傾向があります。

新しいホルモン薬や抗がん剤が登場

去勢抵抗性前立腺がんになると、当初のホルモン療法は効かなくなるのが普通です。そのため、二次ホルモン療法として、効果がなくなったものとは別のタイプのホルモン薬やステロイド薬が使われる（二次ホルモン療法）など、いろいろなアプローチがとられていました。そして二次ホルモン療法のあとは、抗がん剤（ドセタキセル）を使った化学療法が行われるのが通常の流れでした。

しかし、新しいホルモン薬や、抗がん剤が登場しています。「アビラテロン酢酸エステル（ホルモン薬）」「エンザルタミド（ホルモン薬）」「ドセタキセル（抗がん剤）」「カバジタキセル（抗がん剤）」です。

薬が増えれば、「どの薬を使う？」「使い方はどうする？」と迷うといった新たな課題も出てくるでしょう。がんの進行具合、リスク、全身状態、年齢などに合わせた適切な治療を、主治医と相談しながら検討してください。

もっとくわしく

去勢抵抗性前立腺がんとは

4週間以上あけて測定したPSA値が、最低値より25％以上上がり、その幅が2.0ng/mℓ以上だった場合とされています。

血中テストステロン値が低い（去勢域内）ことを確認する必要があります。

参考

転移のある去勢抵抗性前立腺がんの治療法4つの選択

- **アビラテロン酢酸エステル**
（商品名・ザイティガ）によるホルモン療法
- **エンザルタミド**
（商品名・イクスタンジ）によるホルモン療法
- **ドセタキセル**
（商品名・タキソテール）による抗がん剤治療
- **カバジタキセル**
（商品名・ジェブタナ）による抗がん剤治療

アビラテロン、エンザルタミド、カバジタキセルは2014年に発売された薬で、ドセタキセルは、従来の抗がん剤。

新しい3薬に関しては、どの治療法から試したほうがよいのかといった指針は明確にはされていません。また、どのような人に向いているかということもはっきりわかっていません。個人の病状などによって主治医と相談して決めましょう。

転移のない去勢抵抗性前立腺がんの治療

去勢抵抗性前立腺がんとは、ホルモン療法が効かなくなった状態です。さらに、転移がないケースに関して、有効なのがエンザルタミドとアパルタミド、ダロルタミドです。

やがて効かなくなるホルモン療法

前立腺がんのほぼ100％近くが、男性ホルモン（アンドロゲン）の刺激を受けて増殖します。そのため、アンドロゲンの作用を抑制するホルモン療法が、前立腺がんには非常に有効とされています。

とはいえ、ホルモン療法を続けていると、ホルモン依存性がんは減っていきますが、かわりにホルモン非依存性のがんが増殖し、やがてホルモン療法は効かなくなります。初回ホルモン療法が効かなくなった状態を「去勢抵抗性前立腺がん」（116ページ参照）といいます。

ホルモン療法は、がんを小さく抑え込むことはできても、とり去るわけではないので、根治治療ではありません。転移がない早期の前立腺がんであれば、まずは手術、もしくは放射線療法で根治をめざします。ホルモン療法を検討するのは、通常、「画像検査で転移が確認されたとき」です。

それでは、「転移がないのに、ホルモン療法を行って去勢抵抗性前立腺がんになる」のは、どのような患者さんでしょうか。3パターンあります。

①転移がない前立腺がんで、手術療法や放射線療法といった根治治療を行ったが再発。ホルモン療法を行った結果、去勢抵抗性前立腺がんと診断された。

②転移がないのに、持病がある、手術療法や放射線療法に耐えられない高齢であるなど、なんらかの理由で、根治治療ができずにホルモン療法を行い、去勢抵抗性前立腺がんと診断された。

③転移が認められ、ホルモン療法を行った結果、転移がんが画像上では消失。そのままホルモン療法を続けたが、去勢抵抗性前立腺がんと診断された。

保険適用のエンザルタミドが新しい選択肢に

このような、転移のない去勢抵抗性前立腺がんに対して一般的な治療は、外科的去勢術、LH - RHアゴニスト・アンタゴニスト、抗アンドロゲン薬による薬物療法を継続することです。

それらに加えて、新たに有効とされ

る薬がエンザルタミドとアパルタミド、ダロルタミドです。いずれの薬も、転移するまでの期間が明らかに延長しました。

3つの薬は、副作用に違いがあります。アパルタミドは皮膚への影響が、エンザルタミドは強い倦怠感が出ることがあります。ダロルタミドの副作用は、それほど認められていません。

知っておきたい

エンザルタミド（商品名・イクスタンジ）

第2世代の抗アンドロゲン薬といわれている薬。前立腺がん細胞内のアンドロゲンとアンドロゲン受容体の結合を強力にブロックします。さらに、アンドロゲンと結合した受容体が核に移動する動きも封じ込め、受容体が核内のDNAに結合するのも抑えるため、3重のブロック効果を生み出します。

アパルタミド

エンザルタミドに類似した化学構造と作用を有する新世代の抗アンドロゲン薬です。

ダロルタミド

やや化学構造の異なる第2世代の抗アンドロゲン薬です。

参考　エンザルタミドを使うタイミングは？

「エンザルタミドをすぐ試したい」と思う人は多いかもしれませんが、使うタイミングは、まだはっきりと確立されていません。転移のない去勢抵抗性前立腺がんに該当する患者さんは、本文にあるように3パターン（右ページの①～③）に分かれます。それぞれタイミングが違うため、主治医とよく相談する必要があります。

たとえば、②転移はないが、なんらかの理由で、根治治療をせずにホルモン療法を行った末、去勢抵抗性前立腺がんになった患者さんは、エンザルタミドの投与を検討する前に、放射線療法などの局所療法で治療するのも一つの考え方です。

③転移が認められ、ホルモン療法の結果、転移がんが消失。ホルモン療法を続けて去勢抵抗性前立腺がんになった患者さんは、一度は転移しているので、早めの投与を検討してもよいでしょう。

転移のある去勢抵抗性前立腺がんの治療

２０１６年に塩化ラジウム‐２２３が承認され、治療法の選択肢は広がりました。その分、薬を使うタイミングで迷うことも事実です。自分にとって最も有効な治療法を見つけましょう。

３つの新薬の登場で治療法が劇的に増えた

転移が見られてホルモン療法を行い、やがて効かなくなって去勢抵抗性前立腺がんになったとき、以前はドセタキセルによる化学療法が主な治療法でした。やがて、２０１４年に承認された、アビラテロン酢酸エステル、エンザルタミド、カバジタキセルという３つの新薬の登場で、治療の選択肢は劇的に増えています。

選択肢が多い分、「どの薬をどのタイミングで使うか」という問題に直面しますが、まだ、はっきりとは確立されていないので、主治医とよく相談する必要があります。

アビラテロンやエンザルタミドによる治療は、ドセタキセルの前後どちらで行っても効果があることが証明されています。そのため、外来で点滴を受けるドセタキセルより、飲み薬のアビラテロンやエンザルタミドを選ぶ人は多いでしょう。ただし、ドセタキセルによる化学療法を避けたくて、ホルモン療法を試すうちに全身状態が悪くなることも。副作用のリスクの高い化学療法を試すことすらできなくなることがあるので、注意が必要です。

骨転移に塩化ラジウム‐２２３。ただし併用療法に注意を

２０１６年には、骨に転移のある去勢抵抗性前立腺がんに対して、放射線内用薬の塩化ラジウム‐２２３（１３６ページ参照／商品名・ゾーフィゴ）が承認されました。

塩化ラジウム‐２２３は、放射性元素ラジウムの注射薬です。骨転移のある去勢抵抗性前立腺がんの選択肢になりました。

とはいえ、塩化ラジウム‐２２３は併用する薬に注意しなければいけません。アビラテロンとの併用療法では、塩化ラジウム‐２２３の単独療法と比べると生存率が改善せず、骨折率も高くなると報告されています。また、新規ホルモン薬とドセタキセルが効かなくなった場合には、別の新規ホルモン薬よりもカバジタキセルのほうが有効であることが示されました。

参考 転移のある去勢抵抗性前立腺がんに対する投薬のパターン

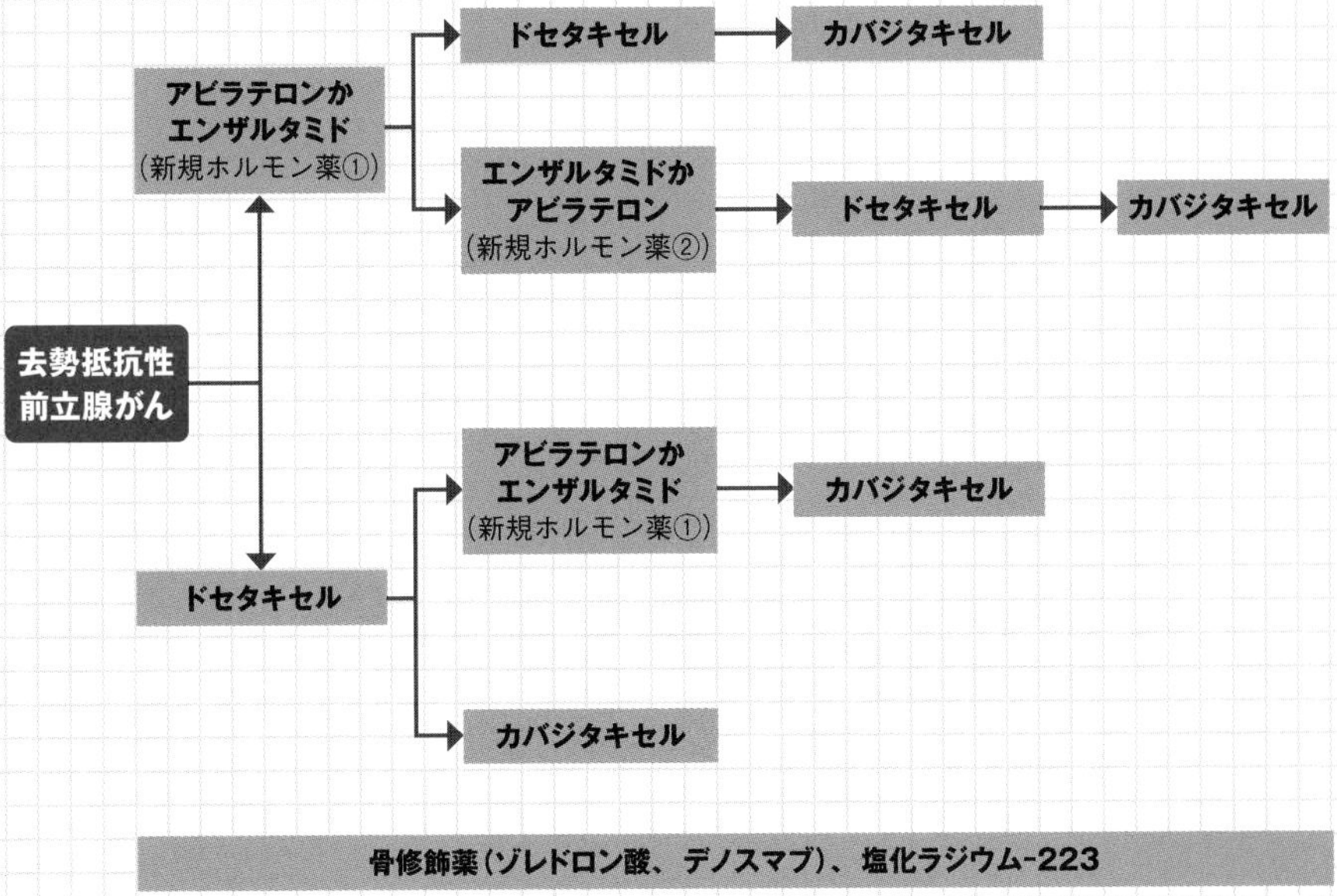

上記のように投薬のパターンはさまざまあり、どのような患者さんにどのタイミングで行うかは、よく考える必要があります。特に、初回ホルモン療法の経過は考慮したほうがよいでしょう。ホルモン薬が効いた期間が長く、ゆっくりと去勢抵抗性前立腺がんになった場合は、ドセタキセルよりもアビラテロンかエンザルタミドを先に試すのが一般的です。アビラテロンかエンザルタミドはどちらを先にすべきか確立していませんが、アビラテロンを先に試す人が多いようです。

ZOOM UP

こんな人は、**化学療法**を優先しよう

- 初回のホルモン療法があまり効かない、または短期間で再燃した
- 痛みなどの明らかな症状がある
- PSA値が急激に上がっている
- 肝臓などの内臓に転移がある
- PSA値は上昇していないが、画像上で前立腺がんが進行している
- 腫瘍細胞AR(アンドロゲン受容体)のスプライシング変異体がある
- 神経内分泌細胞に発生する神経内分泌がん

去勢抵抗性前立腺がんの治療薬
——アビラテロン（ホルモン薬）

従来のホルモン薬とはまったく違う作用で、がん細胞にアプローチします。去勢抵抗性前立腺がんの有力な治療薬として、注目されているアビラテロンの働きを知っておきましょう。

がん細胞がつくる男性ホルモンも抑える

アビラテロン酢酸エステル（商品名・ザイティガ）は、精巣や副腎がつくり出す男性ホルモンはもちろん、従来のホルモン療法では抑えることができなかった、がん細胞自身がつくり出すアンドロゲンの合成も阻害する画期的なホルモン薬です。去勢抵抗性前立腺がんに対する治療薬として、欧米をはじめ世界各国で承認され、日本でも２０１４年に販売されるようになりました。

ホルモン療法を長期間行っていると、がん細胞は、男性ホルモンが枯渇した環境に順応するだけでなく、自ら微量の男性ホルモンをつくり出して、増殖することを始めます。つまり、男性ホルモンを供給するために、精巣、副腎、前立腺がん細胞それぞれが男性ホルモンをつくり出すことになるのです。ホルモンの合成には酵素が必要で、男性ホルモンの合成にかかわる主要酵素が「ＣＹＰ17」です。アビラテロンはこのＣＹＰ17の働きを阻害する薬剤です。男性ホルモンがつくられる大本を断つという考えから開発されたのがアビラテロンで、去勢抵抗性前立腺がんの治療に非常に有効とされています。

ステロイド薬の併用が必要となる

副腎は、男性ホルモンのほかにも、副腎皮質ホルモンなどいろいろなホルモン分泌にかかわっています。アビラテロンは男性ホルモンだけでなく、副腎皮質ホルモンの合成も阻害するため、ホルモンのアンバランスをきたしてしまいます。そのため、副腎皮質ホルモンと同じような働きをするプレドニゾロン（商品名・プレドニン）というステロイド薬の併用が必要となります。これを併用しないと、低カリウム血症や血圧の上昇などが見られることがあります。

とはいえ、プレドニゾロンには抗腫瘍作用があるので、単に減少する副腎皮質ホルモンの補充だけでなく、アビラテロンの効果をより強力にしてくれると考えられています。

参考 アビラテロンの作用機序

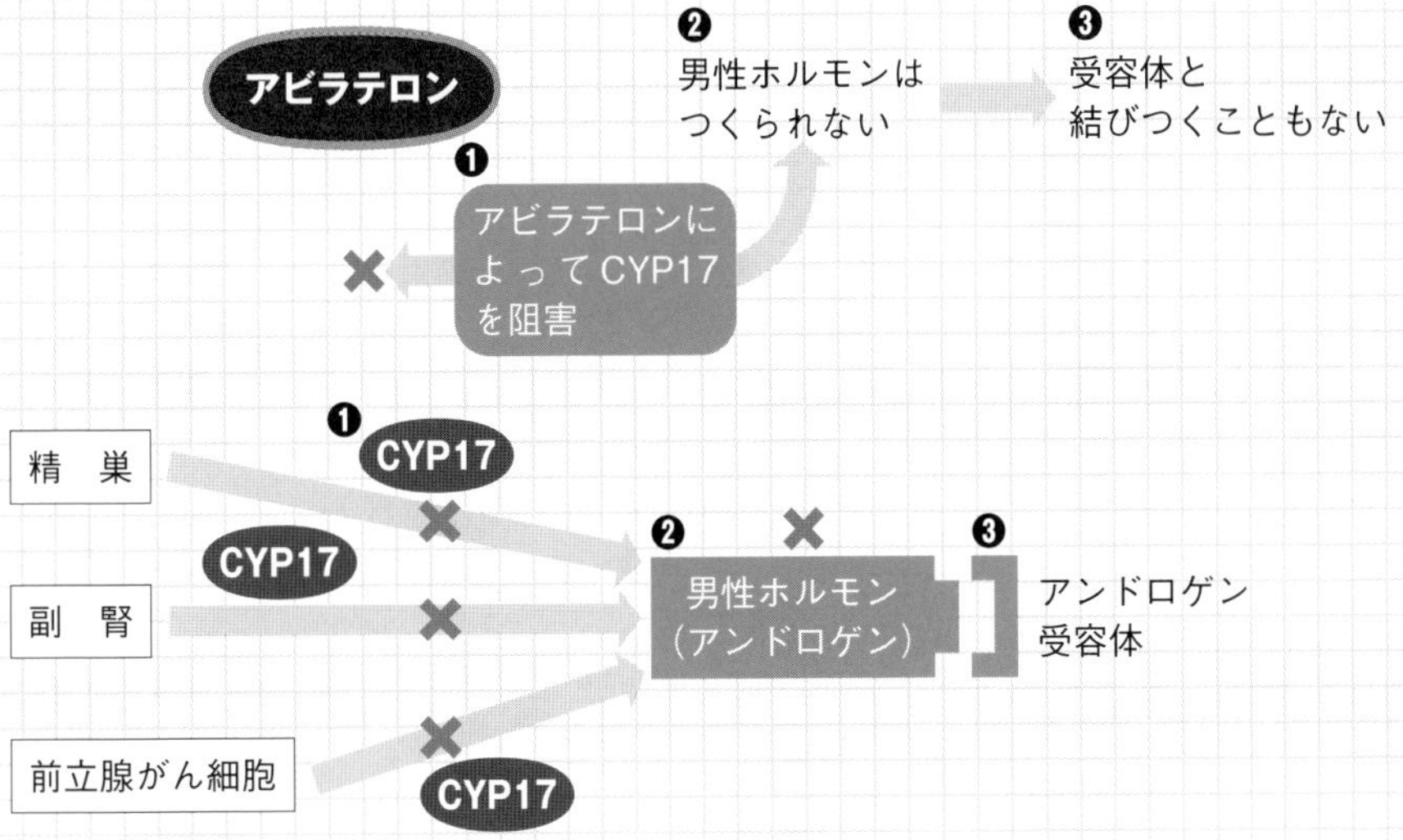

要点check アビラテロンについて

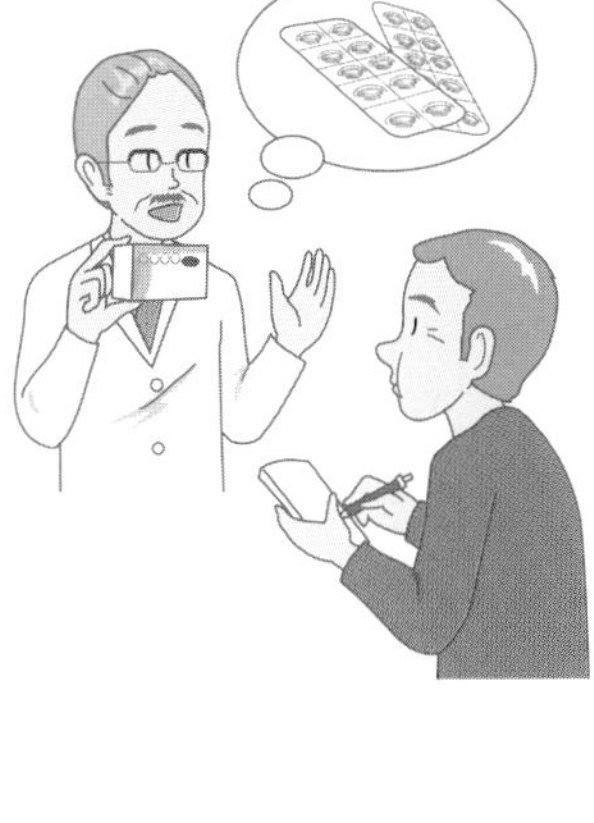

・1日1回4錠1000㎎を服用する経口薬。プレドニゾロンを併用します。食事に含まれる脂肪の影響を最小限にするため、食前2時間・食後1時間内の服用は避けます。

・1カ月の薬代は約45万円（3割負担の場合、約13.5万円）。健康保険が適用されますが、それでも高額なので、服用を考える際は病状だけでなく、経済的な負担も考える必要があります。

・化学療法前にアビラテロンを使用することで、全身状態が良好になり、化学療法を行うまでの期間が延長されることがわかっています。化学療法前でもあとでも使用できる薬として期待が高まっています。

去勢抵抗性前立腺がんの治療薬
――3つのホルモン薬

第2世代の強力なアンチアンドロゲンといわれるのがエンザルタミド、アパルタミド、ダロルタミドです。ホルモン療法を行ったあとの去勢抵抗性前立腺がん患者に適用されます。

トリプル作用で男性ホルモンを強力ブロック

アビラテロンと同様に注目されているのがエンザルタミド（商品名・イクスタンジ）です。

日本では、2014年に販売が認められました。ドセタキセルによる化学療法を行う前とあとのどちらでも適応となります。

エンザルタミドは、去勢抵抗性前立腺がん患者を対象にした薬で、新しい強力なアンドロゲン受容体阻害薬です。前立腺がんの成長に必要なアンドロゲン受容体シグナル伝達を、特徴的な3つの作用で阻害します。

具体的には、①男性ホルモンであるテストステロンがアンドロゲン受容体に結びつくこと、②アンドロゲン受容体が核へ移行すること、③アンドロゲン受容体によるDNA結合および活性化を阻害します。この従来の薬にはないトリプル作用で、PSA値を低下させ、がん細胞の縮小または病態の安定をもたらします。

転移のある去勢抵抗性前立腺がんで、化学療法を行っていない人を対象としたアンドロゲン除去療法による第三相臨床試験の結果、エンザルタミド群は、プラセボ（偽薬）群と比較して生存期間の延長が認められたほか、死亡のリスクを29％低下させたという報告もあります。

同じような治療成績。優劣はわかっていない

エンザルタミドと作用機序が似ているのが、アパルタミドとダロルタミドです。3剤とも同じような治療成績を残しており、治療効果の優劣については、くわしくわかっていません。とはいえ、副作用が違うので注意して使用してください。気になる症状があらわれたら、主治医に相談しましょう。

●エンザルタミド

1日1回の経口薬で、1回につき160㎎を服用します。主な副作用は、高血圧、疲労、食欲減退、体重減少、けいれん、便秘、吐きけ、ほてり、無力症、悪心などが報告されています。

特に疲労や食欲減退がひどい人がいます。重症化することはほとんどなく、たいていは継続が可能です。

●アパルタミド

1日1回の経口薬で、1回につき240㎎を服用します。主な副作用は、食欲減退、皮疹、皮膚そう痒症、ほてり、悪心、下痢、疲労、けいれん発作、心臓障害、狭心症です。特に皮膚への影響が目立ちます。

●ダロルタミド

1日2回の経口薬で、1回につき600㎎を服用します。主な副作用は、疲労とほてりです。そのほか、高血圧、貧血、体重増加、むくみ、肝機能障害、吐きけ、食欲減退、下痢、便秘、関節痛です。とはいえ、それほどひどい副作用は見られません。

参考 エンザルタミドの作用機序

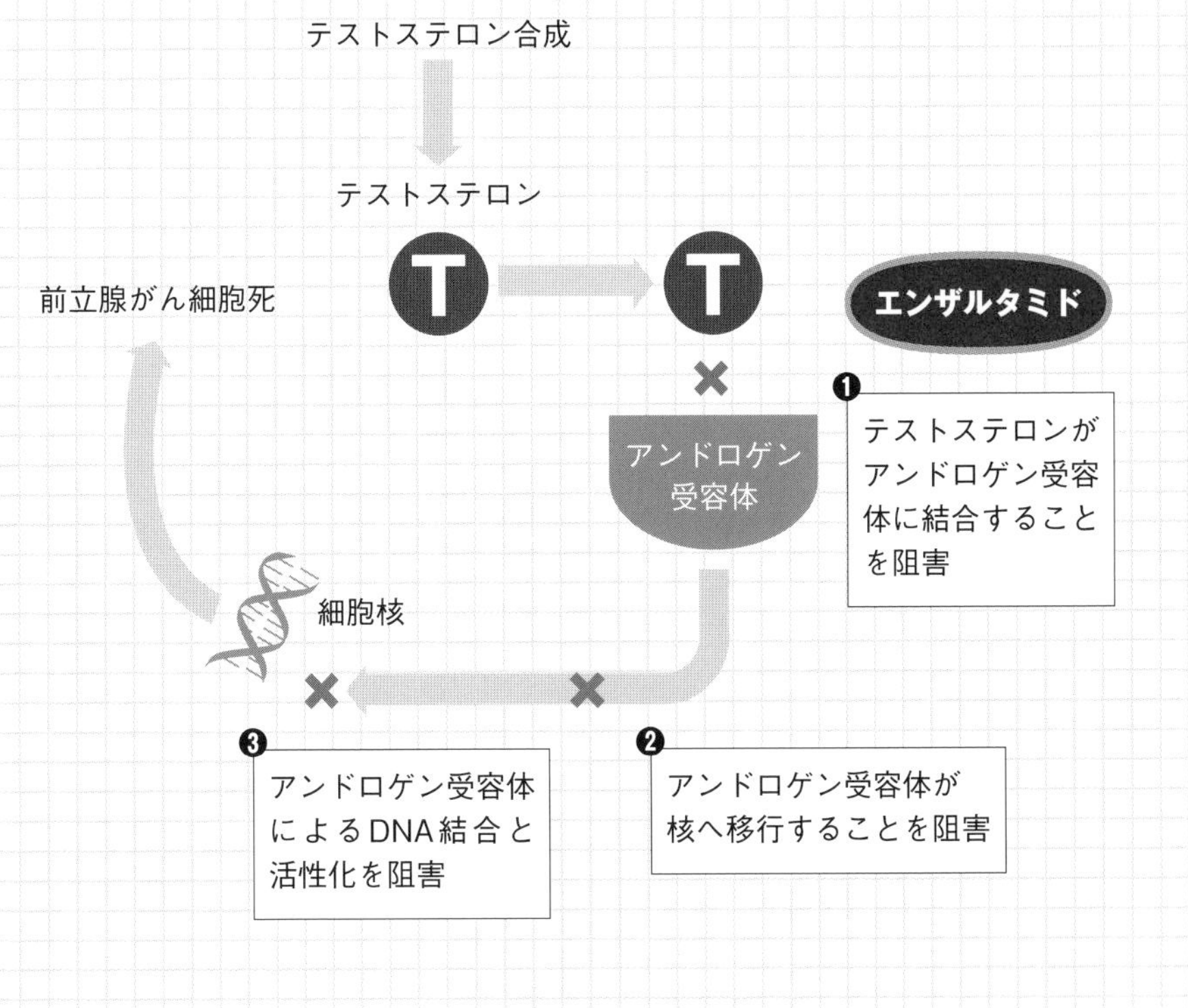

化学療法（抗がん剤治療）

前立腺がんには効かないとされてきた化学療法。しかし、効果が証明された抗がん剤が日本でも承認されました。ホルモン療法を行ったあと、がんが再燃したときに活用されています。

ホルモン療法が効かないとき有効な抗がん剤が登場

がんでは一般的に、手術療法、放射線療法、化学療法が3大療法とされています。しかし前立腺がんの場合、化学療法は効かないとされていました。

そんな中、2004年にアメリカで承認されたドセタキセル（商品名・タキソテール）が、日本でも2008年から使えるようになりました。これは、前立腺がんで、初めて延命効果が立証された抗がん剤です。化学療法は、ホルモン療法が効かなくなり、残っていたがんが再び増殖（再燃）したあとに行われます。ホルモン療法の最大の問題点は、数年続けていると、やがて効かなくなり、がんが再燃することです。そうなると、痛みをとる以外になかなか有効な手だてが見つかりません。しかし抗がん剤をとり入れることで、延命ができるようになったのです。

抗がん剤にステロイド剤を併用するのが一般的

通常は、ドセタキセルにステロイド剤を併用します。よく使われるステロイド剤はデキサメタゾン（商品名・デカドロン）またはプレドニゾロン（商品名・プレドニン）で、ドセタキセルの副作用を抑えるうえ、がんを抑える効果もあると考えられています。そのほか、治療の現場でよく使われる抗がん剤に、エストラムスチンリン酸エステルナトリウム水和物（商品名・エストラサイト）もあります。これは、女性ホルモンに含まれるエストラジオールと、抗がん剤のナイトロジェンマスタードの結合剤です。女性ホルモンの作用として、脳の下垂体と精巣に作用して男性ホルモンを抑える効果が期待できます。ただし、ドセタキセルとエストラムスチンの併用は、著しい白血球の減少など副作用が強いので、慎重に使用することが望ましいとされます。

新しい抗がん剤が日本でも承認されましたが、現在も、ドセタキセルが抗がん剤治療の中心薬です。ジェネリック薬も登場していますが、抗がん剤は院外処方ではないので、患者さんが薬を選ぶことはできないのが現実です。

LOOK 前立腺がんに有効な抗がん剤

ドセタキセル

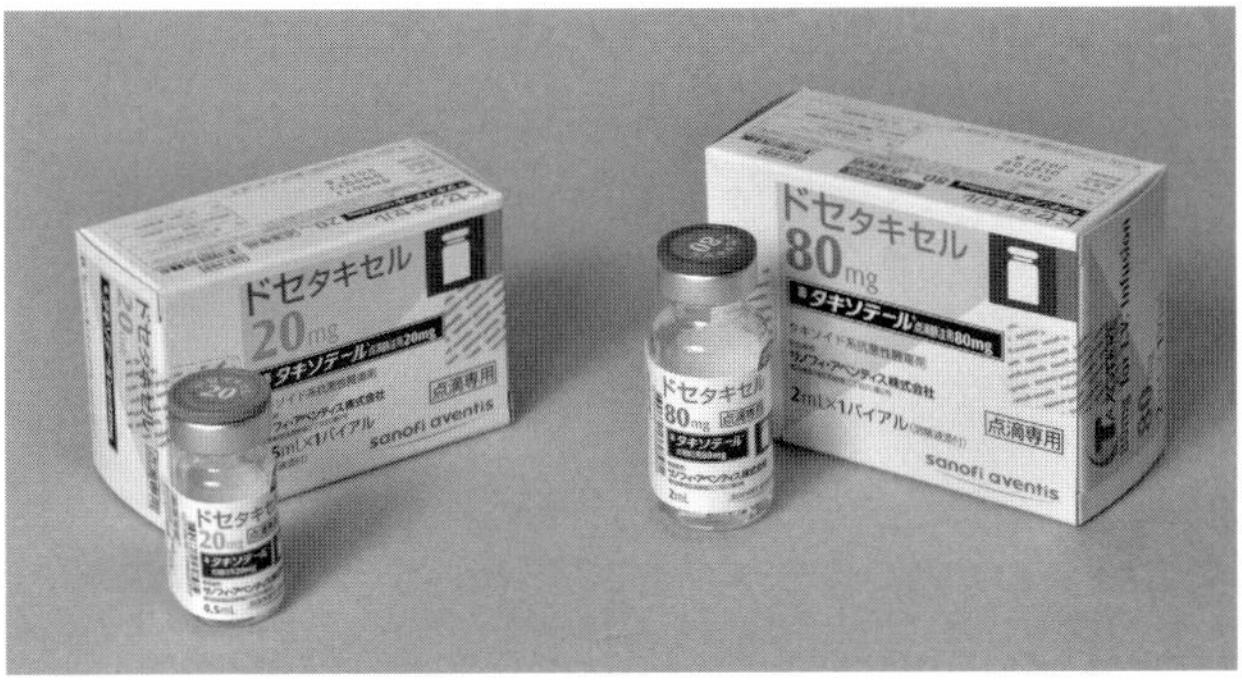

知っておきたい ドセタキセルを使う場合の量の工夫

ドセタキセルは、75mg/㎡（体表面積）を3週間ごとに投与するというのが承認された薬の使用量です。その後の研究で、薬の用量を少なくする、あるいは投与間隔を変化させることで、副作用を少なくできることがわかってきました。そのため、それぞれの医療機関により投与法が異なります。

要点check

ホルモン療法が効かず、前立腺がんが再燃

↓

化学療法へ

ドセタキセルとステロイド剤のデキサメタゾンまたはプレドニゾロンの併用が一般的

化学療法を行う際は、副作用（129ページ参照）についてもよく説明を受けること。80代後半の人なら、つらい副作用のある化学療法は避けるという選択もある。

具体的な化学療法
ドセタキセルの場合

化学療法には多くの場合、副作用が出ます。高齢者には特につらいかもしれません。そのようなときはがまんしないで、主治医に相談するのが賢明です。

前立腺がんはもともと高齢者に多く、再燃前立腺がんの患者さんは特に、病気が広がり、体力の低下や臓器機能が低下しているため、副作用が強く出やすいので注意が必要です。

治療がつらくなったら主治医に相談を

抗がん剤の点滴を終えると、数日は体調不良になり、骨髄抑制による感染症予防のために外出なども制限しなければなりません。そしてやっと体調が落ち着くころ、次の投与となります。そのようなサイクルを10回繰り返していくうち、心身ともに疲れ果ててしまう人も少なくありません。そのようなときは、主治医に相談しましょう。抗

3週間に1回の点滴を10回繰り返すサイクル

ドセタキセルは、3週間に1回、外来で点滴投与する方法が標準です。1回分の量は75㎎／㎡（体表面積）で、点滴は2～3時間で終わります。これを10回繰り返すのが通常のパターンです。

代表的な副作用は、白血球と血小板の減少（骨髄抑制）で、感染や出血しやすくなります。そのほか、発疹などのアレルギー反応、吐きけ、口内炎、下痢、味覚変化、筋肉や関節の痛み、脱毛、しびれ、むくみ、倦怠感などもあります。また、長期的な副作用としてしびれが残る例があります。

memo

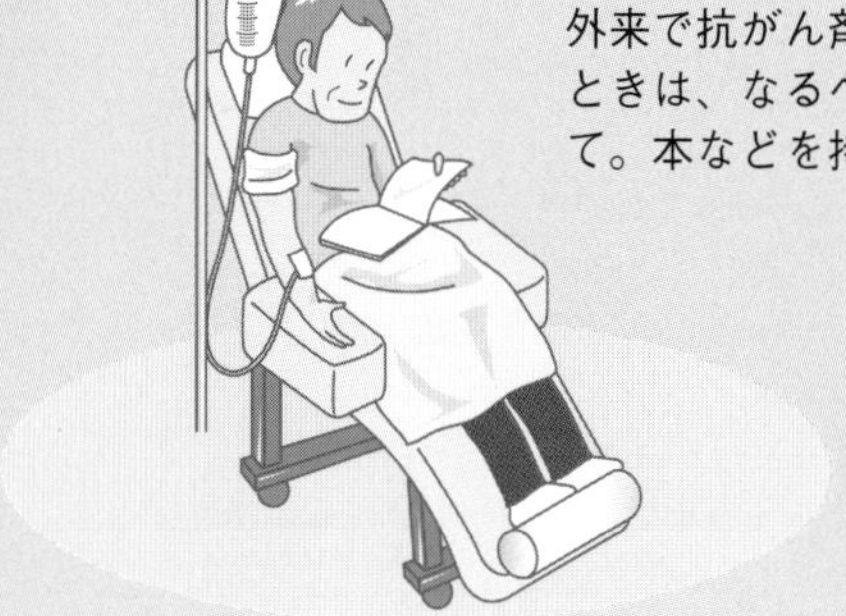

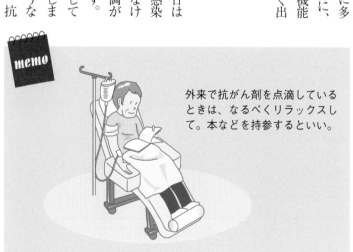

外来で抗がん剤を点滴しているときは、なるべくリラックスして。本などを持参するといい。

がん剤の量を減らす、投与期間の間隔をあける、いったん投与を休むなど、なんらかの配慮をしてくれるでしょう。

抗がん剤は、だれにでも効果があらわれるわけではなく、約4割の人に効き、残りの約6割の人には効かないといわれています。効く人の延命期間は長い人で2年以上ですが、一般的にはプラス3カ月くらいです。

化学療法では、一定期間の延命や痛みの緩和は期待できますが、前立腺がんを根治することはできません。それを前提に、患者さんはこの治療で何を目的にするかを考え、つらいときは休むなど、自分なりの化学療法のやり方を主治医と考えるとよいでしょう。

知っておきたい 抗がん剤の主な副作用

ドセタキセル	エストラムスチン
骨髄抑制（白血球、赤血球、血小板の減少）	嘔吐・吐きけ
疲労感	骨髄抑制（白血球、赤血球、血小板の減少）
口内炎	静脈血栓塞栓症
むくみ	乳房の膨大
しびれ	食欲低下

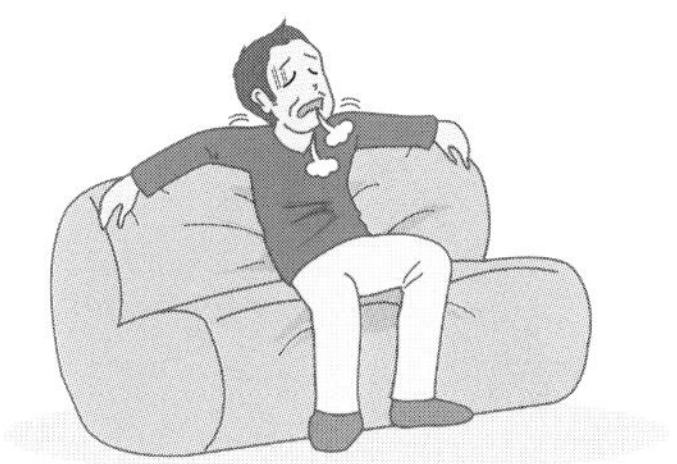

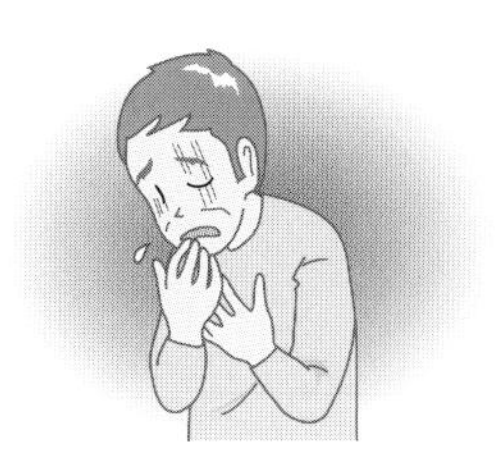

去勢抵抗性前立腺がんの治療薬
——カバジタキセル（抗がん剤）

抗がん剤ドセタキセルの次のアプローチに有効といわれているのが、カバジタキセルです。副作用もあるので、病態や年齢などを考慮し、主治医と相談しながら使用を検討してみましょう。

ドセタキセルが効かない人にも有効

ホルモン療法が効かなくなった場合、抗がん剤のドセタキセルによる化学療法が標準的な治療とされています。しかし、この化学療法を受ける場合も、少しずつ耐性が出てきて症状が進行することが知られています。

今までは、ドセタキセルによる治療ができなくなった場合や最初から治療効果が認められない場合は、積極的な治療をやめて、疼痛対策などＱＯＬ（生活の質）を高めることを中心におく緩和医療がすすめられていました。しかし、抗がん剤の研究は進んでおり、カバジタキセル（商品名・ジェブタナ）の登場によって、新たな治療の選択肢が広がっています。

がんの細胞分裂を阻害する働きが

カバジタキセルは、ドセタキセルと同様にタキサン系の抗がん剤です。

正常な細胞は、臓器が通常の大きさになれば細胞増殖が止まります。しかしがん細胞は、細胞分裂を繰り返して増殖することをやめず、増殖のスピードが速いことが特徴で、それをターゲットにして治療するのが抗がん剤です。

カバジタキセルは、微小管脱重合阻害薬と呼ばれる種類の薬です。微小管は、細胞の中にあって寄せ集まることで（重合）、細胞分裂時のＤＮＡ複製など重要な役割を果たします。その後、寄せ集まった微小管は再びバラバラの状態に戻り（脱重合）、細胞分裂は完了します。この脱重合の過程を阻害すれば、がん細胞は分裂できずに死滅するという考え方で、薬が開発されました。ドセタキセルも作用機序は同じですが、前立腺がんの細胞は、ドセタキセルを細胞外へ排出することで耐性が生じる一方で、カバジタキセルは細胞外へ排出されないために効果をあらわすと期待されています。

この薬の有効率は3～5割くらいで、治療を受けた半分くらいの人に効くと考えられています。そうなれば、数カ月から1～2年くらい薬の恩恵を受けることができるでしょう。

知っておきたい 骨髄抑制がほぼ出現、厳しい副作用

副作用としては、疲労感、口内炎、むくみのほか、微小管は神経細胞にも作用するのでしびれが出ることもあります。特に骨髄抑制（白血球、血小板の減少）がほぼすべての人に出現し、発熱性好中球（白血球の一種）減少などの厳しい副作用も覚悟しなければなりません。

このように厳しい副作用が出ることがわかっているので、抗がん剤治療の実績がある医療機関で受けることをおすすめします。

副作用がつらいときは、主治医に相談しましょう。治療を休んだり、投薬期間を短くしたりするなど検討してくれます。

●重度の白血球減少（感染症への抵抗力が著しく低下する）はほぼ全員の患者さんに起こります。
⇒白血球を増加させる薬剤ペグフィルグラスチム（商品名・ジーラスタ）を予防的に投与します。

●発熱を伴う好中球減少が起こることがあります。
⇒すみやかな抗生剤投与などの治療が必要です。

要点check カバジタキセルについて

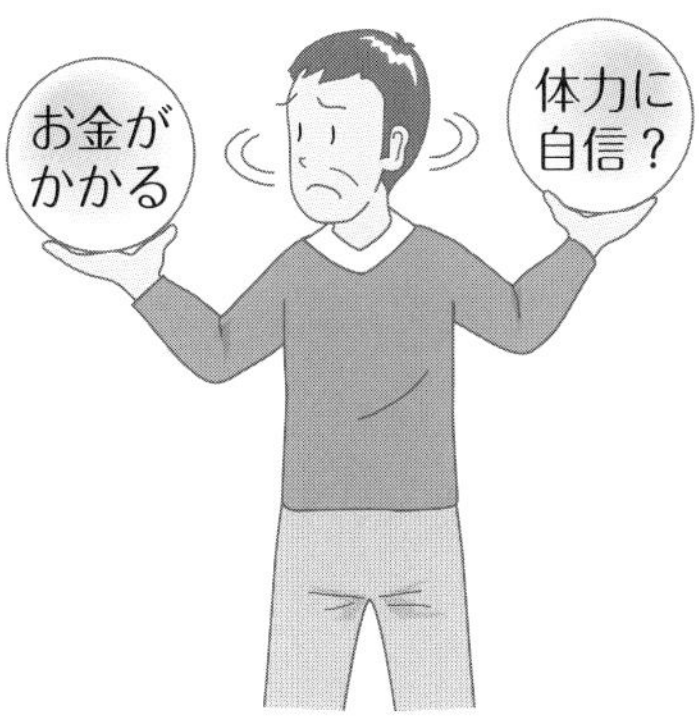

・治療法、点滴のサイクルはドセタキセルと同様（128ページ参照）。

・1回の薬代は約49万円（3割負担の場合15万円）。

・通常、ステロイド薬を併用します。デキサメタゾン（商品名・デカドロン）またはプレドニゾロン（商品名・プレドニン）が選択されます。

・70歳代までで体力のある人に適用します。80歳代なら、厳しい副作用があるため、治療そのものに耐え切れないかもしれません。

骨転移したときの治療

前立腺がんは、転移する部位として骨が圧倒的に多いことが特徴です。その場合、痛みやしびれなども伴います。対処法はいろいろあるので、がまんしないことが大切です。

ホルモン療法が効かなくなった人の85％以上に骨転移が

前立腺がんが転移する部位として、圧倒的に多いのが骨です。ホルモン療法が効かなくなった患者さんの転移の部位の内訳では、実に85％以上を占めているというデータもあります。

骨に転移したからといって、それが直接の原因で命を落とすことはありません。いちばん問題なのは、活動量（アクティビティ）が低下し、ＱＯＬ（生活の質）が落ちることです。

骨の中でも、脊椎、骨盤骨、大腿骨などの大きな骨への転移が多く見られます。代表的な症状は痛みで、非常に痛いものから鈍痛までさまざまです。痛みで満足に歩けない、食事ものどを通らないといった状態になると、生活にも支障が出てくるでしょう。痛みの症状は、本人以外は気づきにくいものです。がまんしないで、主治医や看護師に伝えてください。

また、脊椎に転移して中を通る脊髄を圧迫すると、手足のしびれを感じたり、マヒすることもあります。この場合はできるだけすみやかに主治医に伝え、放射線療法や手術によって圧迫をとらないとマヒが固定し、一生歩行困難になったり、寝たきりになったりすることもあります。

骨転移しているかどうかは、骨シンチグラフィーやＣＴ（62ページ参照）、ＭＲＩなどで骨を調べればわかります。

Dr.'s アドバイス　寝たきりの状態になると寿命が縮むことも

骨のケアというのは、とても大事なことです。前立腺がんの細胞は、骨をつくる細胞の増殖因子を出していて骨がかたくなるため、ほかのがんと比べて骨折を起こしにくいとされています。しかし、ホルモン療法をしていれば骨粗しょう症を起こしやすく、まったく骨折がないわけではありません。

骨盤骨が骨折すれば歩行困難になったり、脊椎に転移してマヒが残れば、寝たきりになったりすることも。万が一、寝たきりになると、床ずれ、新陳代謝の低下など体内環境の悪化に伴い、感染症を起こしやすくなるなどして、がんとは関係なく、寿命が著しく縮むといわれています。ですから骨転移では、寝たきりにならないことがとても重要なのです。

ビスホスホネート製剤や放射線療法などで対処

骨転移が確認された場合、それまで治療をしていなかった人には、まずホルモン療法で対処します。これによって、骨の痛みはなくなるでしょう。

すでにホルモン療法を行っている人には、骨転移の進行を抑える薬として、ビスホスホネート製剤または抗ランクル抗体を投与します。これは、骨を壊す細胞の働きを抑えて骨粗しょう症を治療し、がんの骨転移の進行を抑制する薬です。その中の一つ、ゾレドロン酸（商品名・ゾメタ）およびデノスマブ（商品名・ランマーク）は健康保険が適用されるので、骨転移に対してよく使われます。

そのほかにも、痛みを改善するために放射線療法、外科的治療（手術）、鎮痛薬など、選択肢は多くあります。これらの対処法で痛みは改善されます。

もっとくわしく　前立腺がんの骨転移の治療

治療をしていないなら

▼

ホルモン療法

すでにホルモン療法をしているのに、骨転移が認められたら

▼

いずれかを選択

- **ゾレドロン酸（ビスホスホネート製剤）を3〜4週間に1回点滴**
- **デノスマブ（抗ランクル抗体）を4週間に1回皮下注射**
  骨が壊されるのを防ぎ、がんの骨転移の進行を抑制
- **塩化ラジウム-223を注射**
  あちこちに広がった骨の転移巣に集まる性質を持った放射性同位原素ラジウム-223を注射する。アルファ線と呼ばれる放射線を出して、がん細胞の増殖を抑え、痛みを緩和する（136ページ参照）
- **外科的治療（手術）**
  全身状態が良好な場合は、痛みのある骨の掻爬（そうは）（体の中の組織を削りとること）や、脊椎固定術を行うことがある
- **放射線を分割して照射**
  主に痛みをとる目的で行われる。全身に当てられないので、限局した痛みがある場合に向いている。脊椎に転移があれば、マヒにつながる可能性があるので、早めに対処する
- **鎮痛薬を投与する**
  軽い痛みの場合、非ステロイド系消炎鎮痛薬を使用。それでも対処できないときは、弱オピオイド鎮痛薬や強オピオイド鎮痛薬（医療用麻薬）が使われる（176ページ参照）

骨転移したときの治療薬
――デノスマブ

骨転移に対する治療薬であるデノスマブ。骨をもろくするランクルの働きをブロックして骨の破壊が進行することをくい止めます。骨転移による痛みを抑える効果もあるとされています。

骨の破壊を阻止し、痛みを緩和

前立腺がんの骨転移に関しては、これまでゾレドロン酸（商品名・ゾメタ）が多く用いられてきました。そのゾレドロン酸と類似する効果の薬が、2012年に承認されたデノスマブ（商品名・ランマーク）です。

骨は、古い骨をとかす破骨細胞と、新しい骨をつくる骨芽細胞がバランスをとりながら働き、常に生まれ変わっています。

ところが骨にがんが転移すると、ランクルというタンパク質の分泌を促します。

ランクルは、骨をとかす破骨細胞をつくったり、活性化したりする働きがあるので、骨芽細胞の働きが過剰になります。その結果、ランクルが増えると破骨細胞と骨芽細胞のバランスがくずれ、骨がどんどんとけ出し、もろくなっていくのです。

一方がん細胞は、破骨細胞の働きを活発にすることで、骨の中から必要な栄養を吸収し、骨への転移を広げていきます。

デノスマブは、このランクルにピンポイントで結合して働きをブロックし、破骨細胞が増えるのを抑え、骨の破壊が進行するのを阻止します。

また、がん細胞が周囲の神経を刺激して起こる痛みの悪化を抑える役割も果たします。

ゾレドロン酸より使いやすく、成績も良好

骨転移した前立腺がん患者さんを対象とした比較試験でも、デノスマブはゾレドロン酸に比べて骨転移による痛みなど、さまざまな症状の発生を遅らせることができるといわれています。

デノスマブの投与は、上腕、大腿、腹部への皮下注射で行い、サイクルは4週間に1回です。点滴のゾレドロン酸に比べて、使い方は簡便といえるでしょう。また、ゾレドロン酸は重度の腎機能障害があると使えませんが、デノスマブは腎機能への影響が少ないため、腎機能障害のある患者さんにも使用制限はありません。

知っておきたい デノスマブによる注意したい副作用

●あごの骨が壊死する「顎骨壊死」

まれに見られます。最初にあらわれるのは、歯肉の痛み・はれ・炎症、歯のぐらつき、歯の治りが遅い、歯の根もとの骨がむき出しになる、あごのしびれ、だるさなど。虫歯の治療や抜歯がきっかけで起こることがあります。

●低カルシウム血症

投与早期から血液中のカルシウム濃度が下がり、低カルシウム血症が起こることがあります。症状は、手足のふるえ、筋肉の脱力感、けいれん、しびれ、不整脈など。これを防ぐには、カルシウム製剤やビタミンDの補充が必要。

デノスマブでの治療前・治療中に確認しておきましょう

●デノスマブでの治療前
虫歯など歯の治療はすませてください。

●デノスマブでの治療中
・毎日、歯磨きなどを忘れずに、口の中の清潔を保つように心がけて
・歯の治療を考えているときは、事前に医師に相談を
・歯科を受診した場合、「デノスマブによる治療をしています」と、歯科医に必ず伝えてください
・口の中に違和感があったら、医師や歯科医にすぐ相談を

●デノスマブでの治療前
もともと低カルシウム血症のある人は、事前に医師に伝えましょう。

●デノスマブでの治療中
・カルシウムの量を測定するために、血液検査を定期的に行います
・医師の指導で、カルシウムやビタミンDを服用することも
・唇の周り、手指のしびれなどを感じたら、医師にすぐ相談を

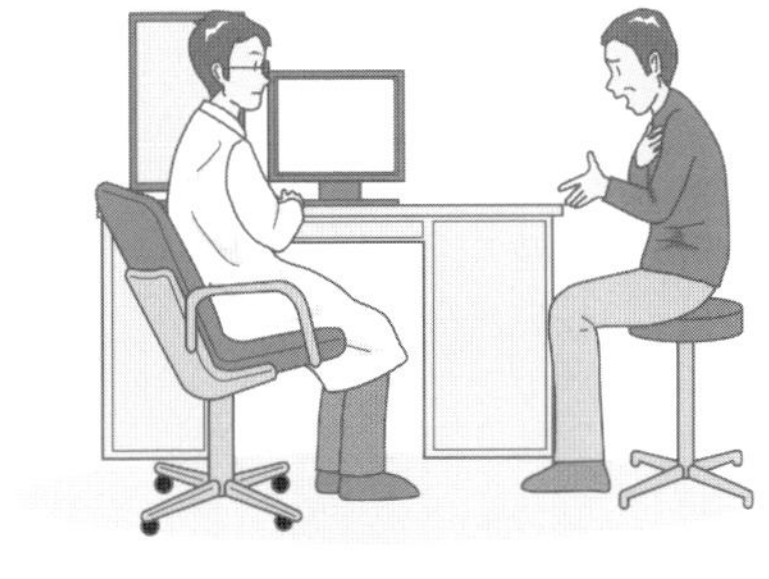

骨転移したときの治療薬
——塩化ラジウム-223

骨転移のある去勢抵抗性前立腺がんの治療薬として、世界で初めてアルファ線を用いた新しいタイプの放射性医薬品が塩化ラジウム-223です。知識を深め、副作用などもしっかり確認しておきましょう。

骨内に優先的に蓄積。がんを集中して攻撃する

骨転移のある去勢抵抗性前立腺がんに対して、２０１６年に塩化ラジウム－２２３（商品名・ゾーフィゴ）が承認されました。

塩化ラジウム－２２３は、低レベルのアルファ線を放出する放射性同位元素です。注射による投与で、約１分間かけて、ゆっくりと注入されます。４週間ごとに行い、原則として注射日は変更できません。投与後、塩化ラジウム－２２３は、骨転移巣に集まって放射線を放出します。

「カルシウム擬態薬」とも呼ばれ、カルシウムであるかのように、骨代謝が盛んで骨転移が形成される骨内へ優先的に蓄積されることが強み。骨転移したがん細胞に集中してアルファ線を放出し、二本鎖ＤＮＡを切断して細胞を死滅させます。

放射線量が大きく、飛距離と崩壊時間が短い特徴もあります。到達距離はわずか０・１㎜未満（細胞約10個分）なので、正常細胞をあまり傷つけず、周辺組織へのダメージを最小限に抑えることができます。

骨に沈着しても骨髄にまで影響を及ぼす心配がなく、貧血、白血球減少、血小板減少といった副作用が少ないメリットもあります。

ただし、塩化ラジウム－２２３は骨にしか作用しないため、肝臓に転移した場合や局所前立腺がんには、効果がありません。肝臓や肺に転移がある場合は、骨転移が見られても適応外です。

生存期間を延ばしたのは塩化ラジウム-223だけ

デノスマブ、ゾレドロン酸では、生存期間は変わりません。

一方、塩化ラジウム－２２３では、生存期間の延長効果が確認されています。骨転移のある去勢抵抗性前立腺がんの患者さんを対象に、標準治療に塩化ラジウム－２２３を加えた全生存期間（ＯＳ）中央値は14・０カ月、プラセボ（偽薬）は11・２カ月でした（N Engl J Med 2013;369:213-23より）。

知っておきたい

塩化ラジウム-223の投与スケジュール

4週間に1回、注射で投与します。通常は外来で行われ、最大6回で終了です。

主な塩化ラジウム-223の副作用

- 骨髄抑制
  (貧血、好中球減少、血小板減少、白血球減少、リンパ球減少)
- 悪心
- 下痢
- 嘔吐
- 食欲減退
- 腰の痛み
- 疲労

注目!

塩化ラジウム-223をほかの薬と併用する場合は、注意しなければいけません。アビラテロン酢酸エステルとの併用療法では、塩化ラジウム-223の単独療法と比べると生存率は改善せず、骨折率も高くなると報告されています。デノスマブまたはゾレドロン酸を、併用することがすすめられています。

ZOOM UP

塩化ラジウム-223 はこんな人に向いています

絶対条件

- **骨転移のある去勢抵抗性前立腺がん**
- **骨シンチグラフィーで集積がある**
- **内臓転移がない**
- **リンパ節転移がない、または3㎝以下**
- **骨髄機能が十分に保たれている**

相対条件

- **6カ月の間に病状が進行しないと推測される**
- **PSA上昇が急速でない**
- **症状がない、または軽い**

転移の数が5個以内「オリゴ転移」の治療

前立腺がんが転移した場合、転移数が少ない状態を「オリゴ転移」といいます。全身へ広範囲に転移したときの治療法と違い、ホルモン療法に局所療法を加えて根治をめざせる可能性があります。

広範囲のがんと区別して局所療法を

前立腺がんが進行して転移する部位として、圧倒的に多いのが骨です。ホルモン療法が効かない患者さんの転移した部位では、85%以上を占めているというデータもあります。次にリンパ節、まれに肺や肝臓にも見られます。

かつて前立腺がんは限局がんと転移がんに大別されており、1個でも転移が認められれば、全身に転移していると考えられていました。そのため、ホルモン療法や化学療法といった全身療法を行い、手術療法や放射線療法といった局所療法は適応でないという考え方が一般的だったのです。

そんな中、限局がんと転移がんの中間のような状態にあるのが「オリゴ転移（オリゴメタスタシス）」です。オリゴ転移は転移数が1～5個とされ、広範囲に広がる転移がんと区別し、積極的な治療ができるといわれています。

具体的には、標準治療としてホルモン療法を行いながら、原発部位である前立腺や転移した部位に対して、前立腺全摘除術や放射線療法を加えます。その結果、長期生存や根治につながることが期待できます。

転移がんが縮小するアブスコパル効果とは

オリゴ転移の治療のポイントは、「アブスコパル効果」が期待できることです。アブスコパル効果とは、放射線を前立腺がんへ照射したとき、照射していない転移がんの病巣も小さくなる現象です。

前立腺がんの細胞に放射線を照射して攻撃すると、がん細胞は死滅します。その際、放射線を照射されたがん細胞から、免疫を刺激する作用のあるタンパク質やがん抗原などの物質が放出されます。それらががんを攻撃する免疫細胞（細胞障害性リンパ球）を活性化させることで、転移したがん細胞が攻撃され小さくなると考えられています。つまり放射線療法は、照射したがんを直接攻撃するだけでなく、転移したがんを免疫反応によって間接的に攻撃する効果も期待できるのです。

参考 前立腺がんのオリゴ転移のイメージ

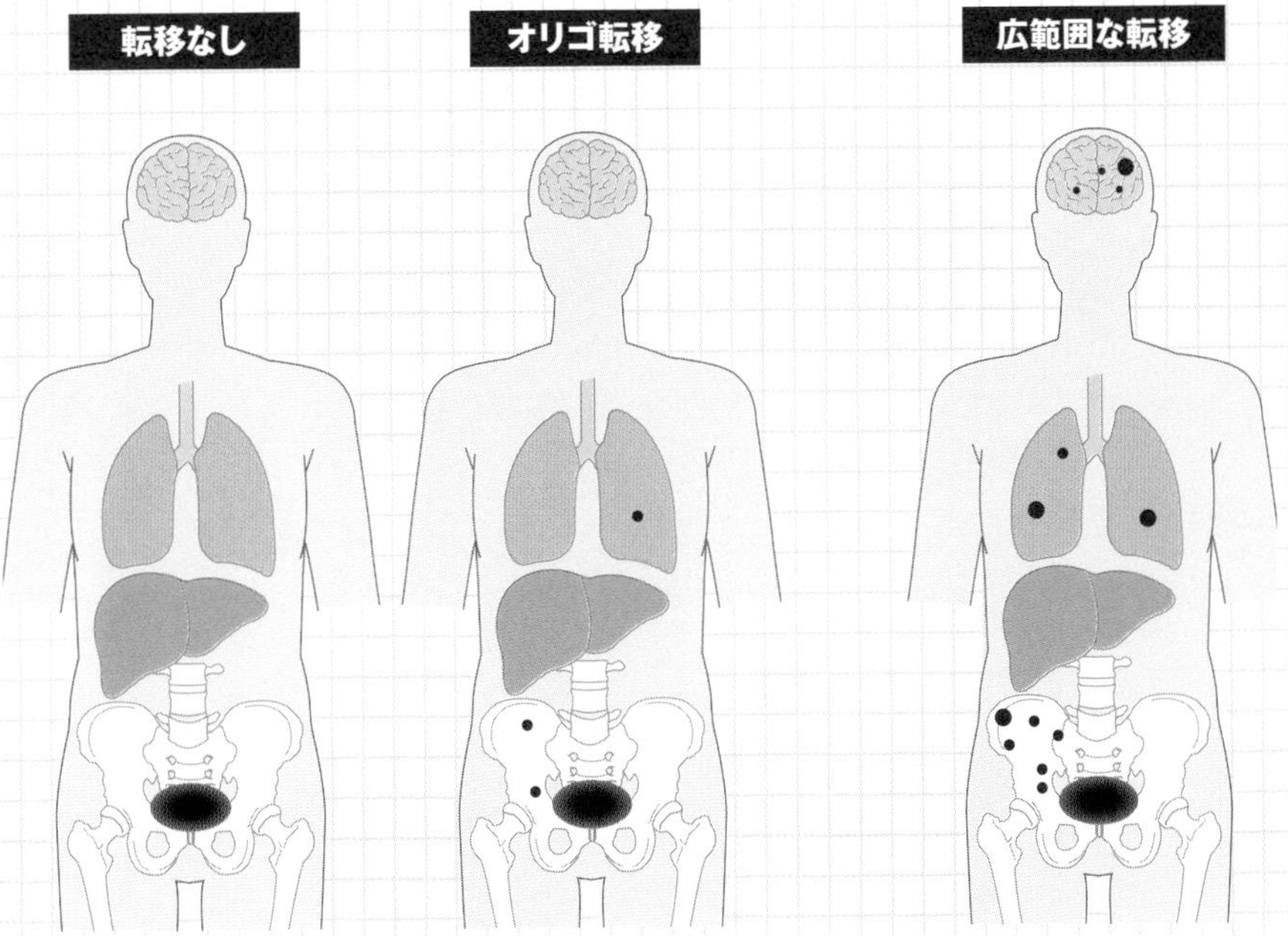

知っておきたい オリゴ転移に対する局所療法のメリット

- **根治できる可能性がある**
- **腫瘍の量を減らすことができる**
- **放射線療法によってアブスコパル効果が期待できる。それにより、前立腺だけでなく、転移した部位のがんまで小さくなる可能性がある**
- **前立腺がんの局所療法により、将来的に尿が出なくなる、血尿が出るといったリスクを避けられる**

コンパニオン診断とPARP阻害薬オラパリブ

がん医療では、患者さんに合わせた個別化治療が進んでいます。治療薬を選択するためのコンパニオン診断を行うと、特定の薬が効くかどうかがわかります。保険適用されている薬が、オラパリブです。

患者さんの遺伝子異常に合わせた個別化治療

近年、がん医療では遺伝子の情報にもとづいた「個別化治療」が進んでいます。特にアメリカを中心に、患者さんのがん細胞にある遺伝子の異常に効果の高い薬を使う、という流れになってきています。

そんな中、PARP阻害薬オラパリブ（商品名・リムパーザ）が保険適用になっています。これは、がん細胞がBRCA1／2（BRCA1またはBRCA2）遺伝子変異という特定の性質を持つ去勢抵抗性前立腺がんの患者さんの個別化治療に使われる、分子標的薬です。

BRCA1／2遺伝子変異があれば効果が期待

がん細胞では、異常が起こった遺伝子の情報をもとに、通常とは異なるタンパク質がつくられます。分子標的薬は、その通常とは異なるタンパク質をターゲットにするよう設計されており、正常な細胞を傷つけることなく、がん細胞のみを攻撃する薬です。

ただし、通常とは異なるタンパク質に対応しない分子標的薬を選んでしまうと、十分な効果を得ることができません。そのため、がん細胞の中に、対応する遺伝子の変化があるかどうかを調べる必要があります。そこで行われるのが、コンパニオン診断です。

コンパニオン診断とは、特定の分子標的薬が効くかどうかを事前に調べる検査です。コンパニオン診断では、遺伝子検査でBRCA1／2遺伝子変異が見つかった場合に、オラパリブの効果が期待できます。反対に見つからなければ、BRCA1／2遺伝子は正常だと判定されます。その場合、オラパリブは使用せず主治医と相談しながら、ホルモン療法や化学療法などを選択すると判断します。

オラパリブを使用できるかどうかの遺伝子検査は、2種類あります。採血して血液を調べる方法と、診断のとき採取したがん細胞の検体を調べる方法です。検査の結果が出るまで3週間ほどかかります。

知っておきたい

オラパリブの主な副作用

- 吐きけ、嘔吐
- 貧血
- 疲労、無力症
- 下痢
- 食欲減退
- 味覚異常

オラパリブは、150mgを1回2錠、1日2回服用します。副作用が見られた場合、主治医に相談しましょう。服用量を減らすといった対応をしてくれます。

特に注意したい副作用

・骨髄抑制

貧血、好中球減少、白血球減少、血小板減少、リンパ球減少などの症状があらわれることがあります。

・間質性肺疾患

肺の間質に炎症や線維化が起こることがあります。

参考

オラパリブはどんな薬？

PARP（パープ）阻害薬という分類になる、分子標的薬です。PARPというのは、損傷したDNAを修復する酵素の一つです。PARPは、BRCA1／2遺伝子変異の性質を持つがん細胞が生存するのに、重要な役割を担っています。オラパリブは、PARPの働きを邪魔することで、がん細胞を死滅させるのです。

BRCA1／2遺伝子変異って何？

BRCA1／2遺伝子は、だれもが持っている遺伝子の一つ。DNAの傷を修復して、細胞のがん化を抑える働きがあります。BRCA1／2遺伝子に病的な変異があり、働きが失われた状態がBRCA1／2遺伝子変異です。

コラム

BRCA1／2遺伝子変異を家族に伝える？

子どもに遺伝するかも。将来への影響は……？

オラパリブによる治療を受けられる患者さんは、BRCA1／2遺伝子変異という性質を持っています。

BRCA1／2遺伝子変異で重要なのは、血縁者にも遺伝する可能性があることです。性別に関係なく、親から子へ50％の確率で受け継がれます。そのため、家族にもBRCA1／2遺伝子変異を持つ方がいる可能性があるのです。

ただし、万が一遺伝しても、必ずがんを発症するわけではありません。いわゆる「がんになりやすい体質」ということになります。そのため、定期的ながん検診を受けることなどを心がければ、早期発見・治療につなげられるでしょう。

BRCA1／2遺伝子変異がやっかいなのは、前立腺がんだけでなく、乳がん、卵巣がん、膵がんなどにも関係していることです。ハリウッド女優のアンジェリーナ・ジョリーさんがBRCA1／2遺伝子変異が認められたため、乳がんの予防として乳房の切除を行ったことは、大きなニュースとなりました。

じょうずに活用したい遺伝カウンセリング

患者さんが、BRCA1／2遺伝子変異を持っているかは、検査するまでわかりません。もし「陽性」であると判定された場合、「家族へ伝えるか？」と悩む方が多くいます。

息子や娘に対して、「命にかかわることだから、どう伝える？」「がんが必ず発症するわけではないのに、将来の結婚や子どもを持つことをためらってしまったら……」といった心配があるのでしょう。

そんなときは、ひとりで悩んだり、早急に判断したりせず、遺伝カウンセリングを受けることをおすすめします。大学病院、小児専門病院、がんセンターといった高度医療機関などの遺伝子診療部や、遺伝カウンセリング外来などで実施しています。

その他の治療法

前立腺がんの治療法は日々研究されています。まだ開発段階のものが多く、長期にわたる十分な効果は証明されていませんが、実用化が期待されています。

前立腺がんの治療法は、これまであげたほかにも、次のようなものがあります。ただし、実用に近づいているものもあれば、試験的な段階のものもあり、長期にわたる効果が確認され、普及するにはもう少し時間がかかると考えてください。現段階では、手術療法や放射線療法、ホルモン療法などの補助的治療にとどまるといえるでしょう。

前立腺凍結療法

がんの組織をマイナス40度で凍らせ、がん細胞を死滅

文字どおり、前立腺がんがある組織を凍らせて、がん細胞を死滅させる方法です。早期のがんが対象となります。

超音波による画像で前立腺内にあるがんを確認し、会陰部から6～8本の凍結針（プローブ）を前立腺に刺し込みます。この針の中に、液体窒素や液体アルゴンなど低温（マイナス40度以下）の物質を流して、体内へ送り込むという仕組みです。

凍結療法を行える施設は日本には少ないですが、アメリカでは1990年代後半から行われています。

免疫療法

免疫力を人工的に高めて自然にがんを治す

人間のもともと持っている免疫力をワクチンなどで人為的に高めて治療しようというもので、手術療法、放射線療法、化学療法に次ぐ「第4のがん治療法」ともいわれています。現在主体となっている3つの治療法は正常細胞も攻撃してしまいますが、免疫療法は正常な細胞を攻撃することなく、副作用が少ないことが利点とされています。すでにアメリカでは、前立腺がん免疫療法「プロベンジ」が発売されており、世界で初めて承認されたがん免疫療法として話題を呼んでいます。

そのほかの免疫療法には、「活性化リンパ球療法」などの免疫細胞療法から、漢方療法、健康食品（アガリクスなど）など、さまざまな種類がありま

す。実際の効果については明らかなデータがないので、これらを試すときは、必ず主治医に相談する必要があります。

ＰＳＭＡ放射線内用療法

タンパク質＋放射性物質でがんを集中攻撃

前立腺がん細胞の表面にはＰＳＭＡ（前立腺特異的膜抗原）というタンパク質が存在します。転移のあるＰＳＭＡ陽性の去勢抵抗性前立腺がんに対し、使用される薬の一つがルテチウム１７７です。ルテチウム１７７は放射線物質で、ＰＳＭＡに張りつき、β線でがん細胞のみを破壊。体全体に進行したがんの縮小にも効果があり、痛みなどの症状をやわらげます。

そのほか、アクチニウム２２５も登場しています。これはβ線よりも強力なα線を放出するので、より効果が期待されています。ただし、これらの内用療法は日本で認可されていません。

ＰＴＥＮ欠損にＡＫＴ阻害薬

特定のがん細胞に効果が期待される

個別化治療が進んでいる中、がん細胞の特性を調べて、効果のある薬が開発されるようになっています。その中の一つがＡＫＴ阻害薬です。遺伝子検査でＰＴＥＮ遺伝子の欠損が認められると、がんになりやすいことがわかっています。ＡＫＴ阻害薬は、転移のあるＰＴＥＮ欠損陽性の去勢抵抗性前立腺がんに対して、効果が期待されています。ただし、日本ではまだ認可されていません。

日本でも開発が進む手術支援ロボット

幅広い病院で導入され治療の選択肢が広がる

外科手術において、より精度の高い手術を行い、患者さんへの負担が少ないとされるのが手術支援ロボットです。これまで外国製が主流でしたが、近年、国内でも開発されるようになりました。代表的なのが、「ヒノトリ」と「Ｓａｒｏａ」です。国内メーカーの相次ぐ参入で、サイズやコストが抑えられた製品が普及しています。今後、中小規模の幅広い病院で、導入が進むことが予想され、ロボット手術を受けられる選択肢は増えるでしょう。

免疫チェックポイント阻害薬

前立腺がん以外のがんでは、有効性が確かめられています。とはいえ、前立腺がんにおいては、今のところ有用性を証明した臨床試験はありません。

第5章

治療後に起こるかもしれないこと

治療後には排尿障害や性機能障害が起こることもあり、尿もれは多くの人が経験します。日常生活に支障をきたすので切実ですが、多くの場合、治療をすることでよくなります。勃起神経を温存する方法もあるので、事前に情報を集めて納得して治療を受けましょう。

性機能障害

前立腺の横には勃起神経が走っているため、がん治療の影響で合併症の一つ、性機能障害に多くの人が悩みます。治療後も性生活を望む場合は、治療の前に医師に症状などを確認しておきます。

前立腺全摘除術を行えば勃起神経も切除に

前立腺がんの治療による合併症の一つに、勃起障害（ＥＤ）があります。

勃起神経は、陰茎海綿体の平滑筋の収縮と弛緩を調節することによって、陰茎を勃起させることや、元に戻すことができます。前立腺の両側には、神経血管束という神経と血管の束が、ほとんど前立腺に接するようにして走っており、勃起神経もそこにあるのです。

通常の前立腺全摘除術では勃起神経も切除してしまうため、神経の刺激が陰茎まで伝わらなくなり、ほぼ１００％勃起が起こらなくなります。同時に、精液の約70％を占める精嚢腺液を分泌する精嚢も切除するため、射精もできなくなるのが通常です。最近では、勃起神経を温存したり、神経を移植したりする手術もありますが、それらで性機能を温存できる確率は5割程度です（１４８ページ参照）。

一方、放射線療法でも、治療後5年くらいたつと、勃起障害が起こることがあります。勃起が起こるには、陰茎の海綿体が血液で満たされる必要があります。しかし、放射線で前立腺の横を通る神経血管束が傷ついてしまって血流障害が起こり、勃起機能に影響が出るのです。ただし、多くは勃起が弱くなるといった程度にとどまり、前立腺全摘除術ほど重症にはなりません。

memo

勃起障害には、まったく勃起しないというだけではなく、性交を行うときに十分に勃起しない、勃起する持続時間が短いなどの状態も含まれます。前立腺全摘除術を行った場合は、勃起障害のほか、射精障害も起こります。

ホルモン療法による性機能障害は避けられない

ホルモン療法では、性機能障害は避けられません。男性ホルモンが抑制されているので、性欲が低下することが原因の一つです。外科的去勢術（両側精巣摘除術）を受けた場合、精子をつくれなくなるため、パートナーの妊娠は望めません。どうしても性機能を温存したいなら、抗アンドロゲン薬単独療法を選ぶという方法もありますが、がん抑制効果がきわめて低くなるリスクを伴います。

性機能障害は、精神状態とも非常に深くかかわっているので、治療によって生じる場合のほか、がんにかかったというストレスや加齢、持病などの影響で起こることも珍しくありません。そのため性機能障害の治療をする際は、何が原因なのかを明らかにすることも大切です。

ZOOM UP

勃起神経の位置

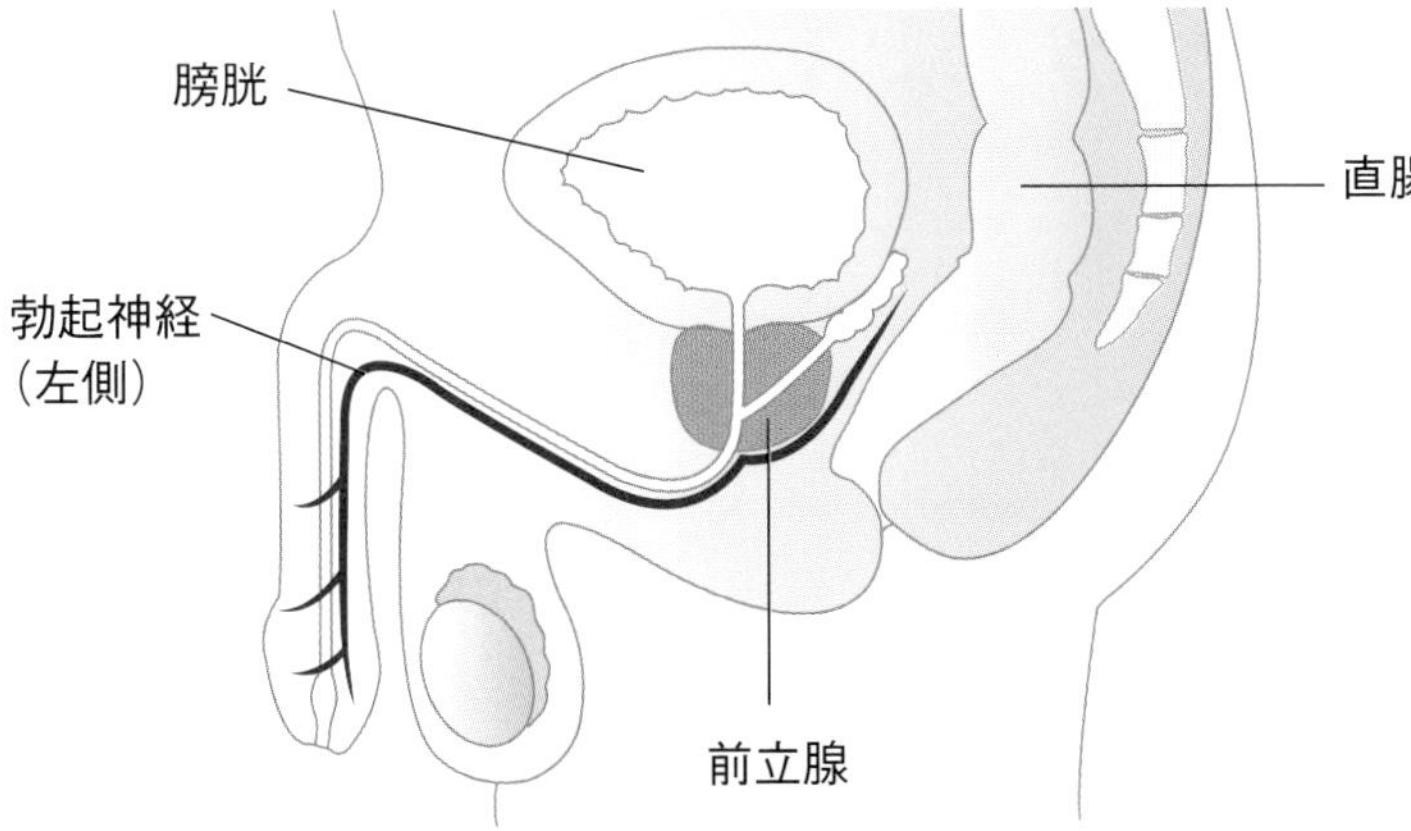

勃起神経は、左右両側を前立腺に接するように走っている。
通常の前立腺全摘除術では、勃起神経も切除する

勃起機能を守る神経温存術

前立腺全摘除術の際、性機能を守る方法があります。どの程度改善するのか、どのくらいのリスクを伴うかを主治医と話し合い、パートナーといっしょに、ベストな選択は何かを考えましょう。

勃起神経の片方もしくは両方を切除しないで残す

前立腺全摘除術による勃起障害（ED）を避けるため、患者さんが希望すれば、神経温存前立腺全摘除術を選択し、勃起神経を切除しないで残すこともできます。

神経温存前立腺全摘除術

前立腺の左右を走っている勃起神経の、両方もしくは片方を残したまま、前立腺だけを摘出します。生検でがんが前立腺の左右どちらかに片寄っているなら、がんが確認されないほうの神経を温存し、もう片方は切除するという場合も多いでしょう。

この手術を行って勃起機能が温存される確率は、両側を温存して50～80％、片側の温存で20～30％と、あまり高くはありません。それなら、性機能を維持する確率が高い放射線療法という選択も視野に入ります。

がんをとり残す可能性が。パートナーとも相談を

また、神経とともに、がん細胞もとり残す可能性を考え、患者さんは慎重に考えなくてはなりません。がんが残る可能性があっても性機能を温存するかどうかは、患者さんはもちろん、パートナーも含めてよく話し合い、医師と相談しながら、最終的に判断する必要があります。

ZOOM UP

神経温存前立腺全摘除術 はこんな人に向いています

- とにかく勃起機能を保ちたい人
- 神経温存の明確な適用基準は確立していないが、前立腺被膜浸潤のあるT3、グリソンスコアが8～10、PSA値が10ng／mℓを超えているなど進行している人にはすすめられない
- がんが神経血管束の近くにある人は、神経を残すことがむずかしい場合もある

知っておきたい 神経温存前立腺全摘除術の切除範囲

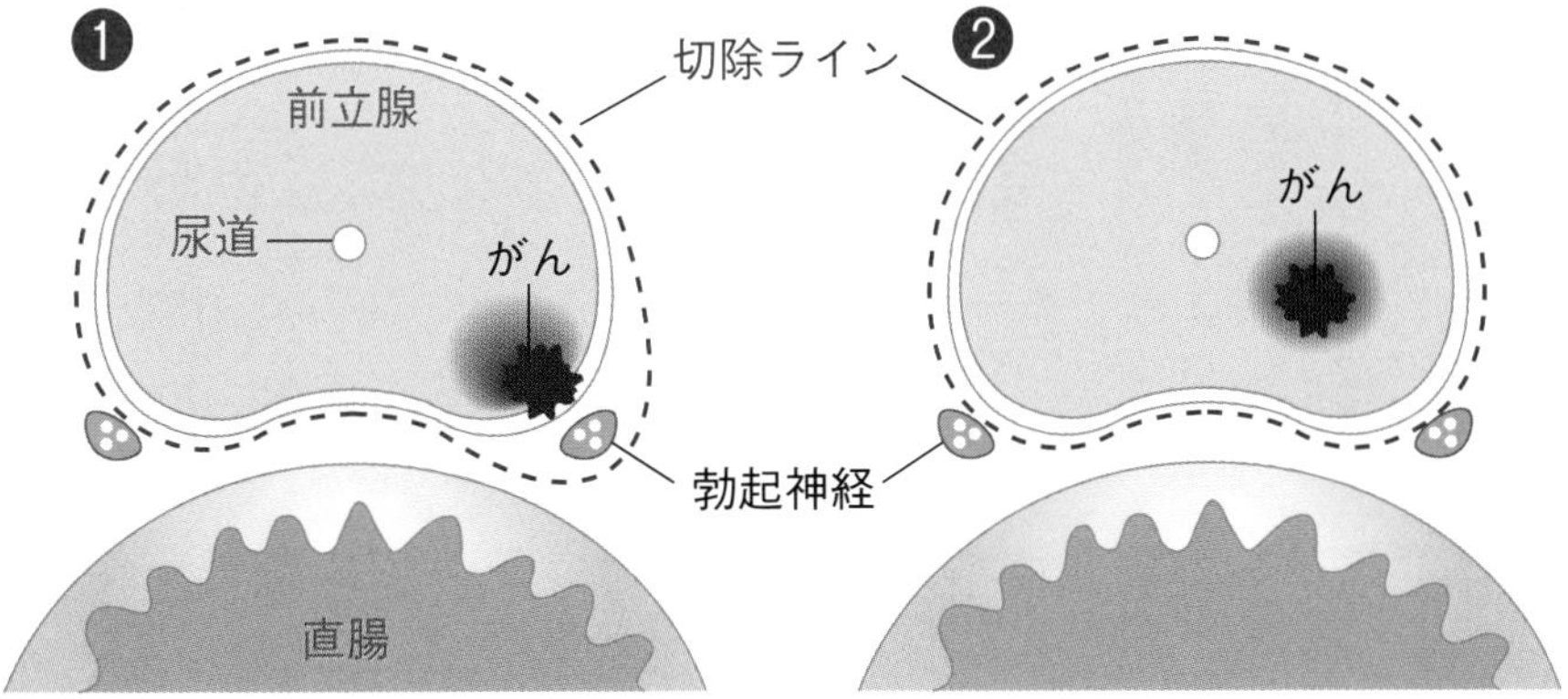

片側の勃起神経を切除する場合　　両方の勃起神経を温存する場合

Dr.'s アドバイス

すべて切除してほしい妻と勃起神経を残したい夫

妻はがんを全部切除して病気を完全に治してほしいという気持ちから、勃起神経は温存しなくていいという人が多いものです。一方で、患者さんの中には、妻には言いづらいけれど、本心では残してほしいと思っている人もいるでしょう。そんなときは、主治医に相談してみてください。神経温存前立腺全摘除術なら、手術前日までに相談すれば対応できます。

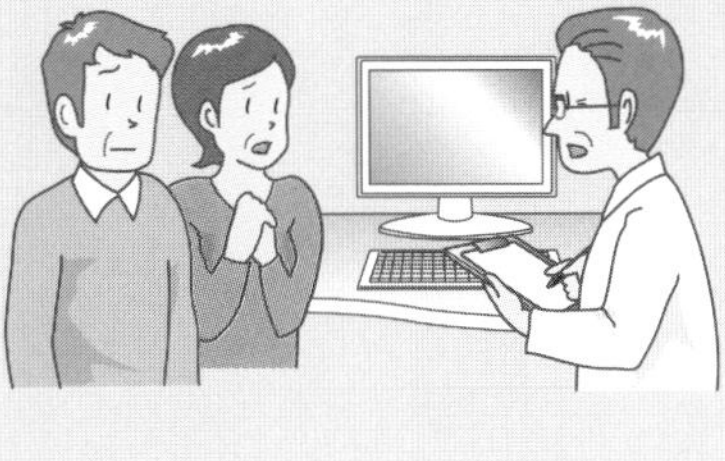

勃起障害の治療薬
——ＰＤＥ５阻害薬

勃起障害治療の第一選択は、ＰＤＥ５阻害薬を内服することです。勃起スコアで勃起の状態を問診したあと、適切な薬が処方されるでしょう。主治医の指導のもとに、服用してください。

勃起スコアで状態を調べ、バイアグラなどの投与へ

前立腺がんの治療で勃起障害（ＥＤ）が起きた場合、すべての人に勃起を回復させる治療を施すわけではありません。前立腺がんの治療を受ける年代は70代後半が多いので、すでに性生活を送っていない人もいます。本人やパートナーに性生活がなくても問題ない場合、勃起障害の治療をしないという選択肢もあります。治療を希望する場合は、主治医に相談しましょう。

まずは問診を行い、「国際勃起機能スコア５」（左ページ参照）によって勃起の状態がくわしく調べられます。

勃起障害の治療は、内服薬から始めるのが一般的です。

男性が性的に興奮すると、サイクリックＧＭＰという化学物質が陰茎に増えます。これが増えると血管の平滑筋がゆるんで海綿体に血液が流れ込み、勃起が起こります。射精が終わると、ＰＤＥ５という酵素がサイクリックＧＭＰを分解し、勃起状態が終わります。

このＰＤＥ５の働きを阻害して、勃起を起こしたり、維持したりするのがＰＤＥ５阻害薬です。日本では、クエン酸シルデナフィル（商品名・バイアグラ）、バルデナフィル塩酸塩水和物（商品名・レビトラ）、タダラフィル（商品名・シアリス）が多く使われます。

内服薬なので使用法も簡単で便利です。医師の指示のもとで使っていれば安全な薬といえるでしょう。

前立腺全摘除術で勃起神経を温存しなかった場合は効果が期待できませんが、温存した場合は約50～60％の人に、放射線療法による勃起障害では約80％の人に効果が見られます。ただし健康保険は適用されず、自費での治療になります。

冠動脈拡張薬を使用している人は使用してはいけない

ＰＤＥ５阻害薬は、血管を広げて血圧を下げる作用があります。狭心症や心筋梗塞の患者さんで、ニトロ製剤などの冠動脈拡張薬を使用している人が服用すると、血圧が下がりすぎて危険な場合があるので使用できません。

知っておきたい 国際勃起機能スコア5（IIEF-5）

各質問項目の点数（各選択肢の頭の数字）を合計して21点以下の場合に、勃起障害が疑われる。(2)は性的刺激が、(3)～(5)は性交の機会がなかった場合、0点とする。

最近6カ月で、該当するものの番号を点数として書き出し、合計してください。

1 勃起を維持する自信の程度はどれくらいありましたか？

1 非常に低い
2 低い
3 普通
4 高い
5 非常に高い

点 数 □

2 性的刺激による勃起の場合、何回挿入可能な勃起のかたさになりましたか？

1 まったくなし、またはほとんどなし
2 たまに（半分よりかなり下まわる回数）
3 ときどき（半分くらい）
4 おおかた毎回（半分よりかなり上まわる回数）
5 毎回、またはほぼ毎回

点 数 □

3 性交中、挿入後何回勃起を維持することができましたか？

1 まったくなし、またはほとんどなし
2 たまに（半分よりかなり下まわる回数）
3 ときどき（半分くらい）
4 おおかた毎回（半分よりかなり上まわる回数）
5 毎回、またはほぼ毎回

点 数 □

4 性交中、性交を終了するまで勃起を維持するのがどれくらい困難でしたか？

1 ほとんど困難
2 かなり困難
3 困難
4 やや困難
5 困難ではない

点 数 □

5 性交を試みたときに、何回満足に性交ができましたか？

1 まったくなし、またはほとんどなし
2 たまに（半分よりかなり下まわる回数）
3 ときどき（半分くらい）
4 おおかた毎回（半分よりかなり上まわる回数）
5 毎回、またはほぼ毎回

点 数 □

合計点数によって勃起障害（ED）の重症度を判定します。

重症度分類	合計点（25点満点）
EDなし	22～25
軽度	17～21
軽度～中等度	12～16
中等度	8～11
重度の機能不全	5～7

合計点数 □

勃起障害の治療法
——早期リハビリと勃起補助具

勃起をサポートする補助具が、いろいろ開発されています。服薬で効果が期待できない場合でも、補助具で人工的に勃起状態にすることができるので、主治医に相談してみましょう。

勃起障害（ＥＤ）の治療には、第一にＰＤＥ５阻害薬の投薬が選択されることは前述したとおりです。回復期をへて薬を処方されたら、すぐに性交渉をしてみることがよいリハビリテーションになります。しかし、その方法で十分な効果が得られない場合、いろいろな補助具を試すこともできます。

手術後、早めに性交渉を始めることがリハビリになります

● 早期のリハビリテーション

勃起神経を温存したのであれば、早めのリハビリテーションが有効です。医師に薬を処方してもらうことをためらう人も多いのですが、遠慮せず、早めに相談しＰＤＥ５阻害薬を処方してもらいましょう。

手術後、１カ月くらいは体の回復時期なので間をおき、その後、問題がなければ、実際にパートナーとの性交渉をしてみることがよいリハビリになります。血管を拡張することが目的なので、マスターベーションをすることも有効です。

認可が待たれる有効性が高い自己注射

● 陰茎海綿体注射

陰茎海綿体に、プロスタグランジンＥ１という血管拡張薬を自己注射する方法です。性行為の直前に海綿体に直接注射することで、陰茎の血管を強制的に拡張し、血流を増加させることで勃起させるものです。通常は５分ほどで勃起し、射精が終われば元に戻ります。日本ではまだ認可されていませんが、認可のための臨床試験が検討されています。

● 陰茎プロステーシス

陰茎の中に手術をして埋め込む、人工的な勃起を実現させるシリコン製の「支柱」のことです。棒状で曲げ伸ばし式のノンインフレータブルタイプと、ポンプ式で水を移動させるインフレータブルタイプがあります。

前者は常時半勃起状態になりますが、曲げ伸ばしができるため、普段は

曲げておき、性交時に伸ばすなど、利便性があります。後者は、普段は弛緩していますが、性交時に陰嚢内のポンプを押すと、下腹部に埋め込まれたタンクから水が流れ込み、膨張する仕組みになっています。いずれも、ほぼ100%の成功率です。健康保険適用の対象外なので、手術費用も含め、病院によく確認してください。

要点check

勃起障害で悩んだときに

早期のリハビリテーション

PDE5阻害薬を処方されたら、早めにパートナーとの性交渉を試みることがリハビリに。手術後はじめての性交渉時はお互いに緊張してうまくいかないことも。1回目がうまくいかなかったからといってあきらめず、リラックスした状態で何度か試す気持ちで。

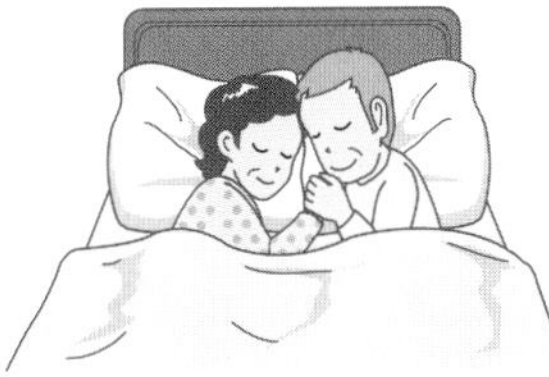

陰茎海綿体注射

日本では認可されていません。現在、認可のための臨床試験が検討されています。

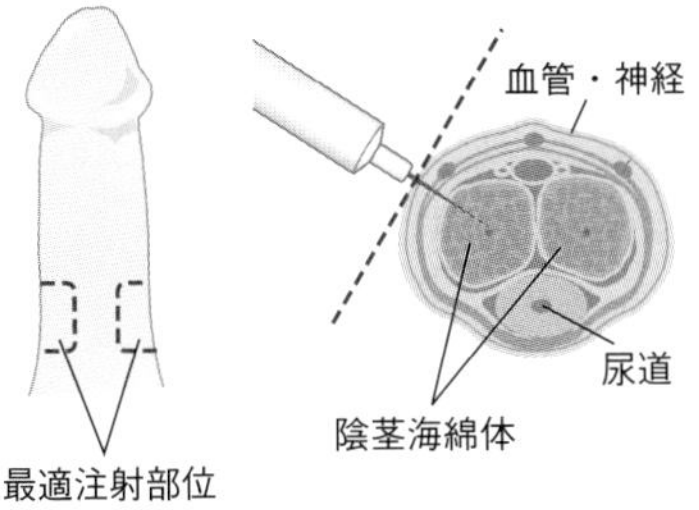

陰茎プロステーシス

勃起は、陰茎海綿体に血液が流れ込み充満することで起こりますが、陰茎海綿体内にプロステーシスを埋め込むことで、結果的に平滑筋が働かなくなり、自分自身で勃起させる力は失われてしまいます。そのため、投薬などほかの方法をやり尽くしたうえでの最終手段と考えて。

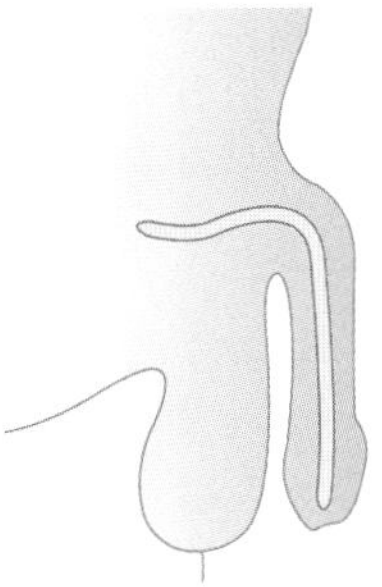

陰茎にかたさをもたせるため、陰茎の海綿体にシリコン製の「支柱」を埋め込む。ほかの治療効果が見られない場合に検討される

保険適用になった人工尿道括約筋

重度の尿もれに悩む人は、人工尿道括約筋を埋め込む手術を視野に入れます。尿もれがひどくなると外出もままならず、引きこもる人もいますが、術後は外出やスポーツなども自由に行えます。

尿もれパッド1日1枚で足りるように

前立腺全摘除術のあとに、ほとんどの人が経験する尿もれは、前述したように、月日を追うごとに改善するのが普通です。しかし、手術によって1％以下の人が、骨盤底筋体操や薬物療法も効かないほどの重症になることがあります。このような人は、膀胱におしっこをためておくことができないので､尿もれパッドを手放せなかったり、おむつに頼るしかありません。がんの治療がうまくいっても、精神的ストレスを伴い、ＱＯＬ（生活の質）が著しくそこなわれるのです。

そんな中、内服薬による治療や骨盤底筋体操を行って1～2年ほどたっても改善が見られず、重度の尿もれに悩む人を対象として、人工尿道括約筋の埋め込み術が行われてきました。これまで、100万円以上の費用がかかっていたのですが、2012年に保険適用になりました。

手術は全身麻酔。2時間ほどで終了

人工尿道括約筋の埋め込み術は、膀胱や尿道に異常がないことが前提です。全身麻酔で行われ、1時間半～2時間くらいで終わります。手術翌日は多少痛みはありますが、歩行ができ、食事もスタート。2日目には尿道カテーテルと腹部ドレーンが抜かれ、3日目にはシャワーが許可されます。感染症の兆候がないことを毎日確認したうえで、特に問題がなければ1週間以内に退院できるでしょう。手術直後はまだ人工尿道括約筋を作動させず、術後の影響がなくなる6～8週間後に1泊2日入院し、実際に使い始めます。

外見上では、人工尿道括約筋が埋め込まれていることはまったくわかりません。この手術により、完全に尿もれがなくなることはむずかしいかもしれませんが、尿もれパッド1日1枚くらいで対応できるようになります。

感染症や初期不良さえなければ長期間の継続使用が可能で、10年間継続している人も珍しくありません。患者さんの満足度も非常に高いといえます。

LOOK

人工尿道括約筋「AMS800」

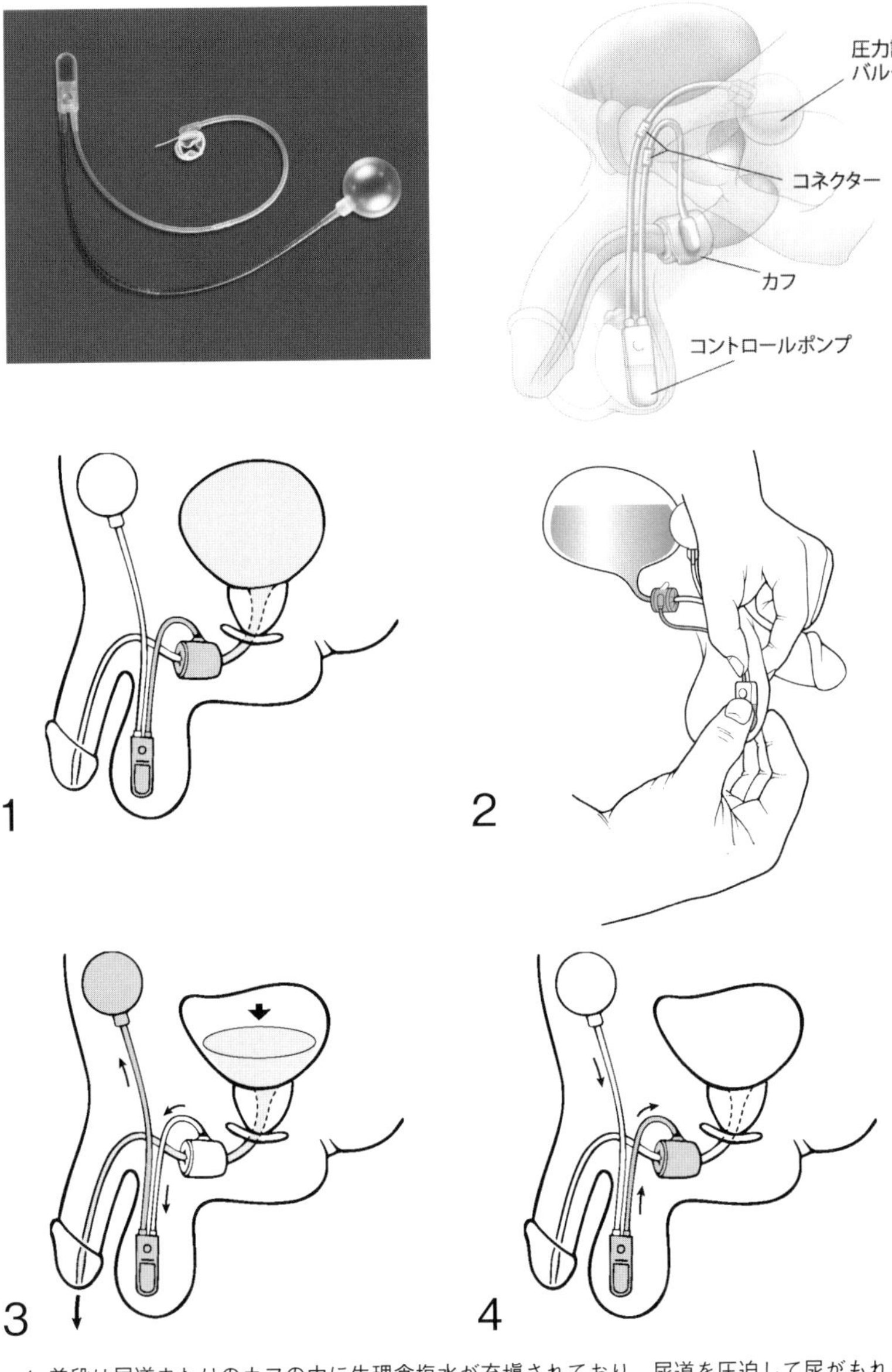

1 普段は尿道まわりのカフの中に生理食塩水が充塡されており、尿道を圧迫して尿がもれないようになっている。2 尿意を感じたらコントロールポンプを押す。3 カフの中の生理食塩水がバルーンに戻ることで圧迫が解除され、尿が出る。4 バルーンの生理食塩水が自然にカフに戻り再び尿道を圧迫する。

資料提供：American Medical Systems,Inc.

知っておきたいリンパ浮腫のこと

前立腺全摘除術や放射線療法後に、起こる可能性があるリンパ浮腫。頻度は高くありませんが、一度起こると完全に治すことがむずかしく、適切なケアが必要になります。

進行具合を知るためにも手術時にリンパ節を切除

私たちの体には、動脈と静脈のほかに、リンパ管が網の目のようにはりめぐらされています。このリンパ管にはリンパ液という体液が循環しており、リンパ液は最終的には心臓に戻ります。

リンパ管のところどころには、リンパ節という球状の関所のような場所があります。このリンパ節は、免疫をつかさどる細胞を貯蔵する一方で、細菌や有害物質を血液の流れに乗せないように、フィルターの役割も果たしています。

しかし、破壊できなかったがん細胞がリンパ節に定着し、増殖することがときどき起こります。これをリンパ節転移といい、リンパ液を通してがんが全身に広がる可能性も否定できません。そこで、もともとがんのあった病巣に所属したリンパ節を切除する処置が行われます（リンパ節郭清（かくせい））。

リンパ節郭清は、再発予防のほかに、摘出したリンパ節を顕微鏡で観察し、リンパ節転移の有無や転移の個数を調べ、術後の治療方針を決定するのにも役立ちます。

前立腺がんでは、前立腺全摘除術の際、リンパ節郭清が行われます。内腸骨リンパ節、外腸骨リンパ節、閉鎖リンパ節などが切除範囲です。ただし、病状によって行わないこともあります。

下肢や外陰部がむくみ、ＱＯＬが低下するリンパ浮腫

前立腺がんの治療後、足などがむくんでしまう「リンパ浮腫」になることがあります。これは手術でリンパ節を切除した場合や、放射線療法で照射を受けた部分のリンパ管やリンパ節がダメージを受けた場合に起こりやすいものです。そのために、足から心臓に戻るリンパの流れが悪くなってリンパ液が下半身にたまり、むくみ（浮腫）が起こりやすくなるのです。

前立腺がんのリンパ節郭清や放射線療法によるリンパ浮腫が起こりやすいのは、下肢や外陰部。太もものつけ根が重く感じられる、歩きにくい、外陰

部がはれて排尿が困難になるなどといった不都合が生じてきます。初期はむくんだ表面を押すとへこみますが、進行するとへこまなくなるほどひどくなります。リンパ浮腫は自然によくなることはなく、適切なケアをしないと悪化する一方であることが特徴です。自覚症状があらわれたら、大きな病院のリンパ浮腫外来でみてもらいましょう。

要点 check

リンパの流れ

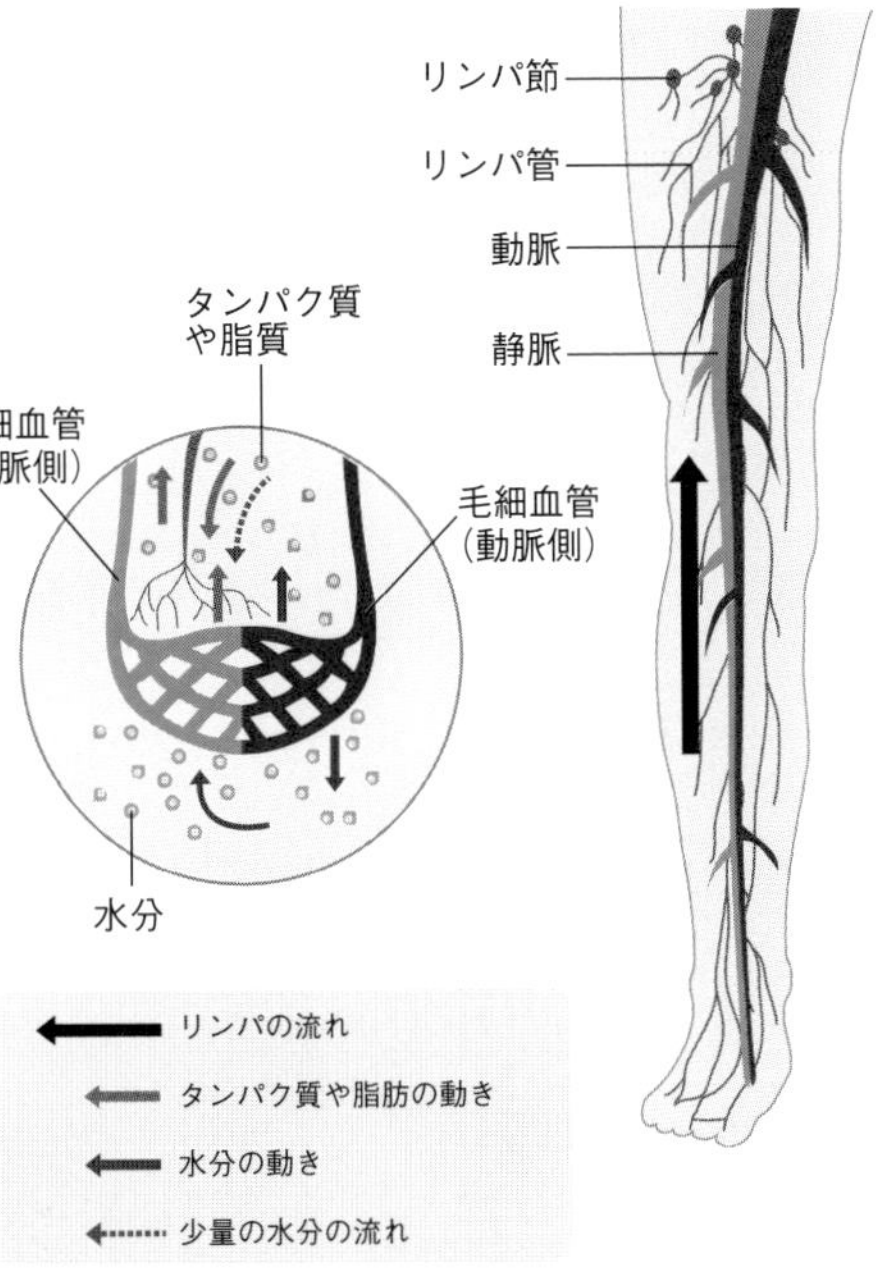

ZOOM UP

外陰部のリンパ浮腫

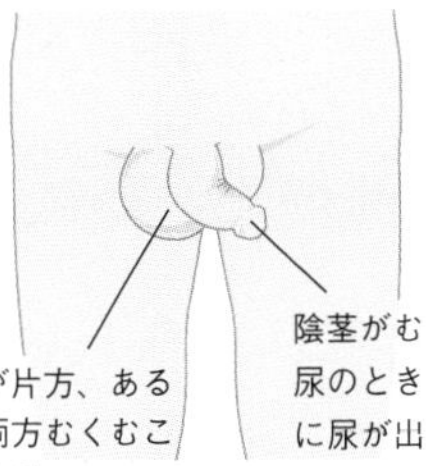

下肢のリンパ浮腫

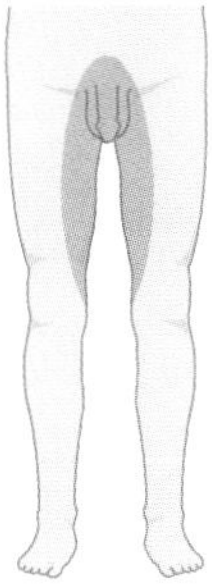

太ももの内側や下腹部、外陰部、おしりなどが、初期にむくみを感じやすい部分。くるぶしの周囲にむくみを感じることもある

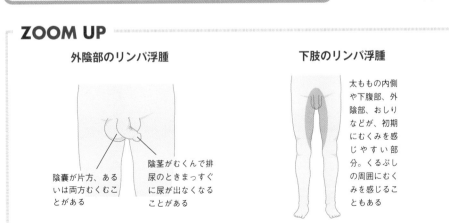

リンパ浮腫のケア

リンパ浮腫のケアの一つに圧迫療法があります。医師の指導を受けながら、弾性ストッキングなどを活用して毎日行いましょう。

圧迫療法と並行して、スキンケアにも配慮

リンパ浮腫のケアの一つに、圧迫療法という方法があります。前立腺がんの手術によるリンパ浮腫の場合、脚のつけ根の内側や外陰部（陰嚢と陰茎）からむくみ始め、脚全体に及ぶことが多く見られるようです。

脚のつけ根は、医療用の弾性ストッキングで圧迫します。外陰部を圧迫するためのアイテムとしては、医療用の専用サポーターか弾性包帯、スポーツ用のサポーターなどが活用できるので、自分に合うものを選んでください。

特に外陰部は圧迫しにくい位置にあるので、マッサージ（リンパドレナージ）も行って、リンパの流れをスムーズにするとよいでしょう。マッサージ（リンパドレナージ）の方法は必ず受診して医師や専門家の指導を受け、自己流で行うことは避けます。

一般的に、体の一部がむくんだときは、足を少し高く上げるといいといわれます。しかし、外陰部がむくんだ場合は、下半身をめぐるリンパ液が、足を上げることで外陰部にたまってしまい、逆効果になるので控えましょう。

そのほか、スキンケアにも気を配ります。毛穴や汗腺、傷口から細菌が入ると、足全体のリンパ管に炎症（蜂か織炎）を起こしやすくなります。汗をかいたらふき、お風呂でしっかり汚れを洗い落とし、清潔を保つように心がけましょう。足を傷つけた場合はすぐに水で洗い、炎症が起きたらすぐに受診します。

手術後に無理しないことがリンパ浮腫の予防に

リンパ浮腫は、手術後の生活で無理をすると起こりやすくなるものです。重いものを持ったり、息が切れるほど体を動かすなどといったことは避けます。手術に限ったことではありませんが、前立腺がんの治療が終わったあとはなるべく休み、体をいたわりながら過ごすことが基本です。また、体に脂肪がたまりすぎるとそれがリンパ液の流れを妨げるので、肥満にも注意してください。

知っておきたい リンパ浮腫の圧迫療法

弾性ストッキング

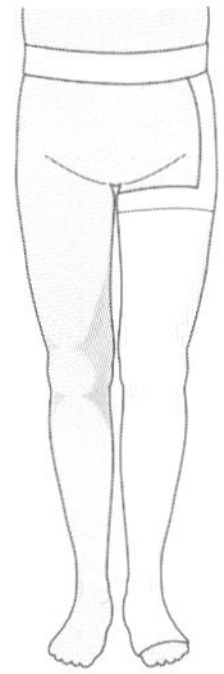

圧が強すぎたり弱すぎたりすると、むくみが悪化することや、皮膚トラブルが起こることがあるので、体に合っているものを選びます。サイズと形は医師に相談するとよいでしょう。

（外陰部）サポーター

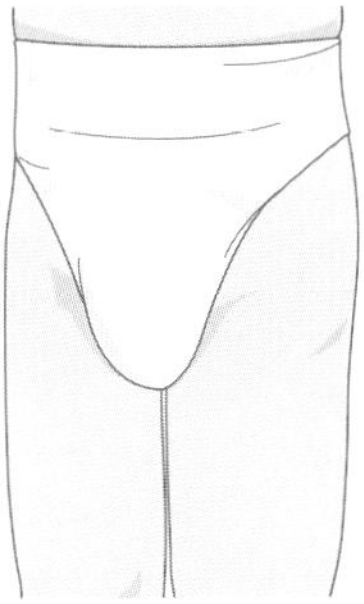

外陰部のむくみの場合、弾性包帯では、うまくつけることがむずかしい場合も。サポーターをとり扱っているメーカーは少ないので、医師に聞いてみて。

ZOOM UP

蜂か織炎（ほうかしきえん）

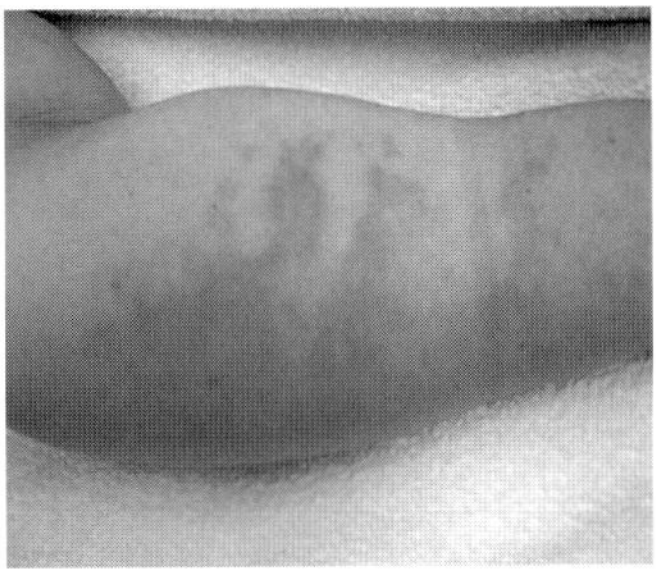

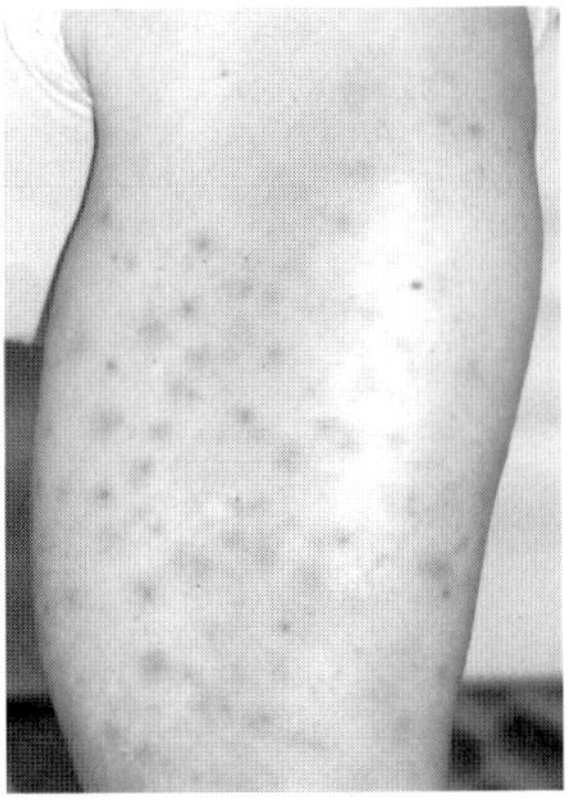

リンパ浮腫の代表的な合併症。むくみのある部分に、蚊に刺されたような発疹ができ、熱っぽくなります。全体が赤くなったり、痛みやかゆみを感じることも。皮膚を清潔に保ち、ケガをしないように心がけ、規則正しい生活をして抵抗力低下に気をつけることが予防になります。

（資料提供　廣田彰男）

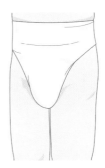

コラム

リンパ浮腫治療の費用には健康保険を活用

リンパ浮腫治療に健康保険が適用されます。2016年からはリンパ浮腫の複合的治療料にも適用されています。リンパ浮腫治療を進めるときは、じょうずに活用したいものです。

1 乳がん、子宮がん、卵巣がん、前立腺がんの手術または治療後に、リンパ浮腫に対する適切な指導を個別に行った場合の「リンパ浮腫指導管理料」

「リンパ浮腫指導管理料」とは、わきの下や骨盤内のリンパ節を広く切除したり、放射線療法を受けた患者さんに対し、リンパ浮腫の悪化を防ぐための方法などを、医師や看護師、理学療法士が説明することです。

主な説明の内容は、リンパ浮腫とはどのようなものか、治療法、適切なケアの大切さと具体的なケアの方法、感染症や肥満を予防するための生活上の注意点、感染症の治療など。

2 腕や脚のリンパ浮腫治療のための弾性スリーブ、ストッキングなどにかかる費用の支給

圧迫療法が必要になったときに支給されます。
弾性スリーブ、ストッキング、グローブ、弾性包帯が対象。

支給額の上限

弾性スリーブ1着あたり
16,000円

弾性ストッキング1着あたり
28,000円
（片脚用なら25,000円）

弾性グローブ1着あたり
15,000円

弾性包帯1組あたり
7,000円（上肢）
14,000円（下肢）

申請に必要な書類

- **主治医の指示書（弾性着衣等装着指示書）**
（つける部位、手術日などが記されたもの）
- **購入した際の領収書**

※リンパ浮腫の複合的治療とは、スキンケア、用手的リンパドレナージ、圧迫療法、運動療法に加え、患肢の挙上と日常生活の注意を組み合わせた治療とケアのこと。

第6章

退院後に気をつけたいこと

治療を終えてホッとしたのもつかの間、再発が心配という人も多いことでしょう。前立腺がんの場合にはPSA値が再発の目安になるので定期的な検診が欠かせません。そのほか、食事、職場復帰、やっていいことと悪いことを確認しておきましょう。

再発と再燃

がんの「再発」は聞き慣れた言葉ですが、前立腺がんには、そのほかに「再燃」があります。それぞれ意味が違い、対処法も変わります。いずれにしても、定期的な検診による早期発見が重要です。

ＰＳＡ値のほかに、画像や触診で判断する場合がある

再発とは、前立腺全摘除術や放射線療法などの根治療法で、がんの完治をめざしたあと、また進行してきた場合や、新しいがん細胞が発見された場合をさします。

前立腺がんの再発には、「ＰＳＡ再発（生化学的再発）」と「臨床的再発」の2種類があります。

ＰＳＡ再発は、前立腺全摘除術や放射線療法をしたあとにＰＳＡ値を調べ、その数値によって判断します。

前立腺全摘除術を受けたときは、術後にＰＳＡ値は下がります。その後に2回連続して、０・２ng／mℓを超えたら再発といわれています。

放射線療法の場合、治療後のＰＳＡ値は1～2年かけてゆっくりと下がります。その下がり切ったところを最低値として、最低値＋２・０ng／mℓが、再発の判断基準です。

臨床的再発とは、数値ではなく、ＣＴやＭＲＩ、骨シンチグラフィーなどによる画像や、直腸診で確認される再発のことです。前立腺局所の病巣や、リンパ節や骨転移などが見られ、臨床的再発として発見されたがんは、だいぶ進行していると考えてよいでしょう。

ホルモン療法を受けたあとがんが増殖する「再燃」

前立腺がんには、「再発」のほかに「再燃」があり、最初に根治治療を行ったかどうかに違いがあります。

根治治療をしたのに、再び発生した場合が「再発」です。一方、根治治療を選択せずにホルモン療法を行い、それが効いてがんの進行がストップしていたのに、またがん細胞が増殖することを「再燃」といいます。がん細胞は、ホルモン療法によって抑え込まれていても抵抗力をつけるので、ホルモン療法の効果はだんだんなくなっていき、半数以上は5年以内に効かなくなるといわれています。

「ＰＳＡ再燃」の定義は、ＰＳＡ最低値から25％以上の上昇で、上昇幅は２・０ng／mℓ以上とし、再燃日は、その確認日とされます。

ZOOM UP

前立腺全摘除術後の再発

1 PSA値0.2ng/mℓが再発とされ、2回連続して0.2ng/mℓを超えた日が再発日となる

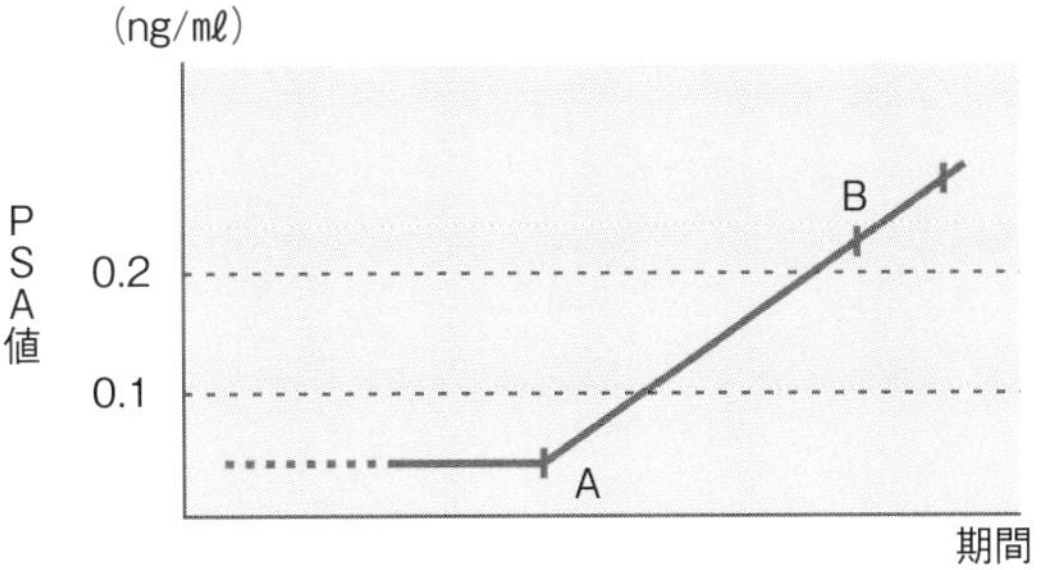

放射線療法後の再発

2 PSA最低値＋2.0ng/mℓが再発とされ、この日が再発日となる

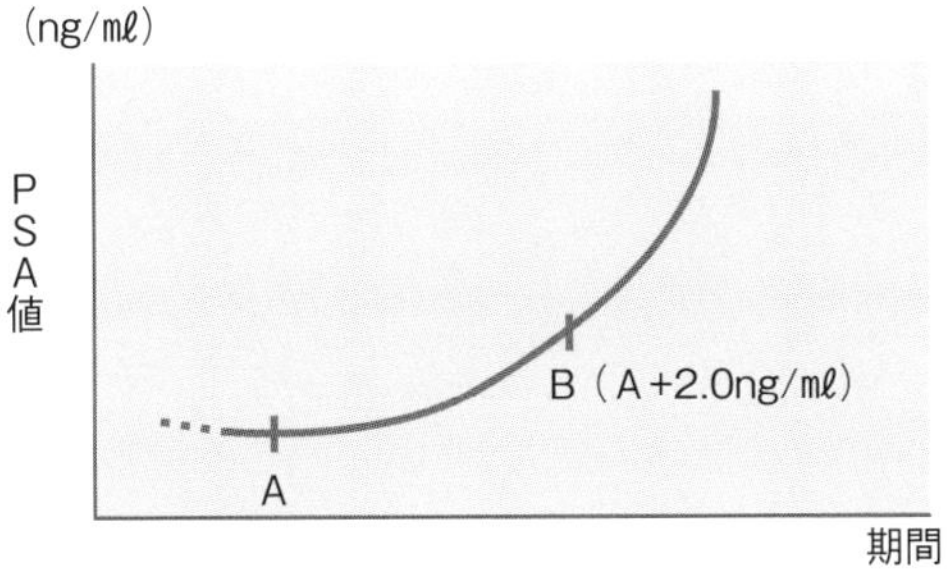

A：PSA 最低値
B：PSA 再発日

ホルモン療法後の再燃

3 PSA最低値から25%以上の上昇で、上昇幅は2.0ng/mℓ以上。
その確認日が再燃日

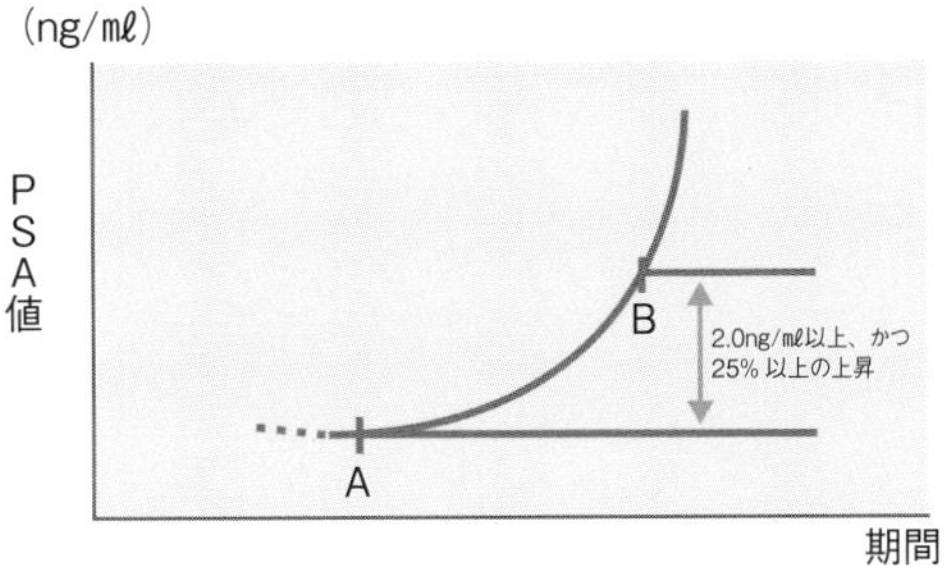

A：PSA 最低値
B：PSA 再燃日

再発・再燃したときの治療計画

最初にどのような治療法を選択するかで、再発後の治療も違ってきます。年齢や再発までの期間なども考慮するので、最終的な治療は人それぞれ違ってくるでしょう。

手術後の再発なら、放射線療法かホルモン療法

たいていの前立腺がんの再発がんは、臨床的再発よりも先に、PSA再発が発見されます。最初にどの治療をしたかによって、再発したあとの選択は変わります。代表的な治療法を説明します。

最初の治療が前立腺全摘除術の場合

局所にとどまっているがんなら放射線療法を、遠隔転移しているならホルモン療法を選択します。放射線療法なら、再発したがんの根治が期待できます。

実は、PSA検査で再発がんと判断された時点では、局所にとどまっているか遠隔転移しているかはわからない場合がほとんどです。まだがんはCTなどの画像でも確認できないほど微小で、「PSA値ではがんがあることを示しているが、どこにあるかわからない」状態なのです。がんがCTなどで場所を特定できる状態になってから治療するとなると、手遅れになる可能性も出てきます。再発までの期間、PSA値の上昇の速度、手術所見、年齢などで、局所にとどまっているか遠隔転移しているかは統計的に予測がつくので、どちらの治療にするかはそれらの要素から判断されます。放射線療法なら、もともと前立腺や精嚢があった場所に放射線を当てます。具体的には、尿道と膀胱の吻合部に当てます。合併症として、直腸出血、排尿困難や頻尿、尿道狭窄が起こることがあります。放射線療法後の補助療法として、ホルモン療法を行うこともあります。

ホルモン療法は、局所はもちろん、全身のどこに前立腺がんの細胞が転移していても、薬が全身をめぐって作用し、効果を発揮します。

ホルモン療法では、数年間は前立腺がんを抑えることが可能ですが、そのあと前立腺がんが再燃することがあれば、化学療法で対処します。

放射線療法後の再発はホルモン療法が一般的

最初の治療が放射線療法の場合

放射線療法のあとの前立腺全摘除術は、組織をはがしにくく直腸損傷や尿もれなどのリスクも高くなるため、あまり行われません。男性ホルモンの分泌をシャットダウンするホルモン療法が効けば、長くて10年再発がんを抑える場合があります。そのあと前立腺がんが再燃すれば、化学療法を行います。化学療法が効けば、3カ月の延命が期待できます。

最初の治療がホルモン療法の場合

根治療法は行わず、二次ホルモン療法や化学療法を適用します。

要点check

主となる治療法	再発・再燃後の主な治療法
前立腺全摘除術	放射線療法 手術後、前立腺などの病理解剖で断端陽性（がんがとり切れていない）と判断された場合、PSA値がいったん0.1ng/mℓに下がったあと、しばらくたってからゆっくりと再上昇した場合などがよくある例で、ほかの臓器に広がっていないと予測され、放射線療法がすすめられる ホルモン療法 手術後1年以内の再発、PSA値が倍になる期間が4～6カ月、グリソンスコアが8以上などといった条件があてはまると、遠隔転移の可能性が80%と高まり、ホルモン療法がすすめられる 化学療法
放射線療法	ホルモン療法　化学療法
ホルモン療法	新規ホルモン薬　化学療法

Dr.'s アドバイス　手術後の再発でも、8年以上は生きられる可能性が

がんが再発すれば、だれもが大きなショックを受けます。再発がんは、最初のがんより悪くなっていることが多く、治癒できない場合も少なくありません。ですから、「再発」「再燃」と診断されたときは、前立腺がんと共存するという考え方をしてみませんか。

前立腺がんは、比較的進行がゆっくりであることが特徴です。前立腺全摘除術後のPSA再発から転移がはっきりと出現するまでに、無治療でも8年くらいかかるといわれています。その時点で再発に対する治療を行えば、さらに寿命は延びます。高齢者であれば、その間に天寿を全うできる可能性もあるのです。前立腺がんと共存しながら、QOL（生活の質）を維持している人がたくさんいるので、あきらめないことが肝心です。

日常生活で気をつけたいこと
——食事

がんの治療を終えたあとは、体に負担をかけない食生活を心がけたいものです。多くとりたい食材、がん予防に効くとされる栄養素などを、じょうずに食事に組み入れていきましょう。

肉類を少なくし、魚や野菜中心へ

前立腺がんになりやすい人の傾向として、高脂肪（動物性脂肪）・高エネルギーに偏った食事が指摘されています。再発のリスクを抑えるためにも、肉類を食べすぎず、魚や野菜を中心にしたメニューを増やすようにしてください。余分な脂肪を体にためると、糖尿病や心筋梗塞、脳梗塞などの生活習慣病を引き起こす要因にもなるので、健康維持のためにも大切です。

野菜も多くとることを心がけます。中でも緑黄色野菜はがんや生活習慣病、老化を抑えるのによいとされる抗酸化物質を多く含んでいます。厚生労働省は1日３５０ｇの野菜摂取（そのうち緑黄色野菜１２０ｇ）をすすめています。にんじん、ほうれんそう、青じそ、にらなど、色の濃い野菜を意識してとるといいでしょう。

合併症に対応した食事を考えることも大事

治療後の食事で肝心なのは、合併症を軽減させる食事を意識することです。どの治療を選択したかで、食事の工夫の仕方も変わります。

前立腺全摘除術後

尿もれが代表的な合併症です。くしゃみをしたときなど、おなかが圧迫されると起こりやすく、おなかに余分な脂肪をつけるとよけい圧迫されやすくなります。高脂肪のメニューを少なくして、太りすぎに注意しましょう。

放射線療法後

放射線が直腸を多少刺激してしまうため、直腸の伸展が悪くなり、便秘や下痢を起こすことがあります。また、便秘や下痢によって直腸出血が起こることもあります。便秘をしたら、いも類など食物繊維を含む食材を多くとりましょう。下痢のときは、野菜スープやみそ汁などのどごしのよいものを多めにとり、辛いものなど腸を刺激する食材は避けるようにします。

ホルモン療法後

骨密度が低下し、骨粗しょう症になりやすいので、カルシウムを多くとります。低脂肪の牛乳やヨーグルトなどは手軽に毎日とりやすいと思います。

また、男性ホルモンの分泌が低下することにより筋肉量が落ち、燃焼するエネルギーが少なくなるので、治療前と同じ量を食べていると太りやすくなります。カロリーコントロールも重要です。

ZOOM UP

大豆やトマトはがん予防の代表食材

大豆に含まれるイソフラボンは、女性ホルモンと似た働きを持っており、前立腺がんを予防する働きがあるとされています。イソフラボンの一種であるゲニステインは、前立腺がん細胞の増殖を抑えるといわれているので、納豆や豆腐などのゲニステインを多く含む大豆食品はおすすめです。また、トマトに含まれるリコピンも有効性が示唆されています。

要点check

日常の食生活で気をつけること

肉類よりも魚や野菜を多めにとる

⇓

太りすぎに注意しよう

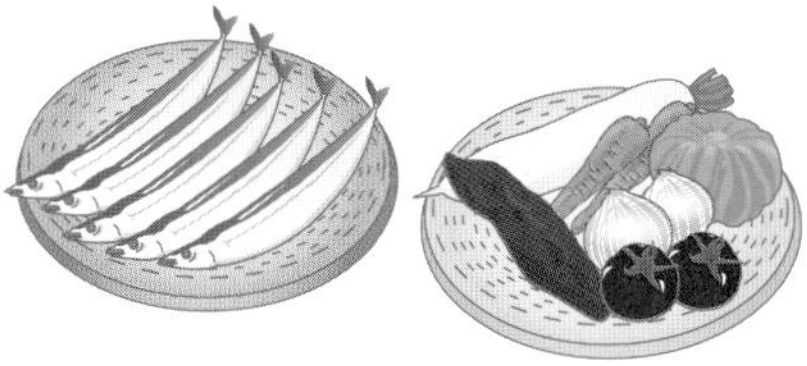

治療後の合併症に対応した食事で気をつけること

前立腺全摘除術後なら ⇒
- 高脂肪の食事を少なめにする
- 太りすぎには要注意

放射線療法後なら ⇒
- 便秘なら、食物繊維の多い食材をとる
- 下痢なら、腸を刺激しない食事メニューに

ホルモン療法後なら ⇒
- カルシウム補給をしっかりと
  低脂肪乳・低脂肪ヨーグルトなどは手軽でおすすめ
- カロリーをとりすぎない
  筋肉が落ち、新陳代謝が悪くなっているため、普通に食べていても太ってしまうことがある

日常生活で気をつけたいこと
——毎日の過ごし方

治療を終えたあとだからと、家族に「無理をしないで」と言われて、自ら大事をとりすぎて家にこもってしまう人がいます。しかし、適度に体を動かし、健康的に過ごしたいものです。

適度な運動で体を動かす習慣づけを

がんになったからといって家に閉じこもるのではなく、外に出て適度に体を動かすことは大切です。特にホルモン療法を行った人は、筋肉が落ちて新陳代謝が悪くなっているので、ある程度は運動したほうがよいのです。

おすすめは、水泳やジョギングなど、深い呼吸をしながら新鮮な空気を体へ送り込む有酸素運動です。手軽なウオーキングから始め、習慣づけるのもいいでしょう。

また基本的なことですが、再発がんの早期発見のためにも、定期検診を受けることを忘れないでください。

前立腺全摘除術や放射線療法を行った人なら、治療後5年間は3カ月ごとに、それ以降は6カ月ごとに（人によって違う）受けるのが平均的です。ホルモン療法なら、LH-RHアゴニスト・アンタゴニストを使用した場合、3カ月ごとに（人によって違う）受けます。定期検診は、たいてい血液検査のみで簡単に終わり、目に見えない前立腺がんの存在をPSA値が教えてくれます。初期に対処すれば根治できる確率も高くなるので、定期検診を怠ってはいけません。

再発を心配しすぎてストレスをためるのは×

ストレスは免疫力を低下させるといわれています。がんになった人は、再発のリスクと隣り合わせで生活することになり、不安をかかえている人が少なくありません。しかし、そのような不安はストレスとなるだけです。

定期検診ではかったPSA値が「上がった下がった」と一喜一憂する人もいますが、主治医に「変動の範囲内で、問題ありません」と言われれば、わずかに上がったとしても、気にしすぎる必要はありません。

また、他人と自分のPSA値を比べて落ち込んだりする人も多くいますが、治療法によってPSA値の評価は違いますし、ストレスをためるだけなので気にしすぎないようにしましょう。

参考　仕事を再開するときの注意点

1

前立腺全摘除術後、尿もれに悩んでいる人が、外回りをする営業などの仕事に復帰したりすると、こまめにトイレに行けず、苦労することがあるようです。外出先のどこにトイレがあるかをチェックしたり、心配なら尿もれパッドを使用することも一つの方法です。また、おなかに力を入れると尿もれしやすいので、重いものを持ったりする運送業などの仕事もあまりおすすめできません。

ホルモン療法で骨粗しょう症の人なら、骨折しやすいので、デスクワークなど、運動量の少ない仕事のほうが向いているといえます。

もし、自分の仕事が合併症を悪化させる可能性があると思ったら、担当を変えてもらうなど、会社に相談してみてはいかがでしょうか。

2

デスクワークの人は、長時間座りっぱなしにならないように気をつけます。骨盤周辺の血液やリンパ液の流れが悪くなり、リンパ浮腫（156ページ参照）や排尿障害（42ページ参照）、直腸出血などを起こしやすくなります。2～3時間ごとに、少し立ち歩くように気を配るといいでしょう。

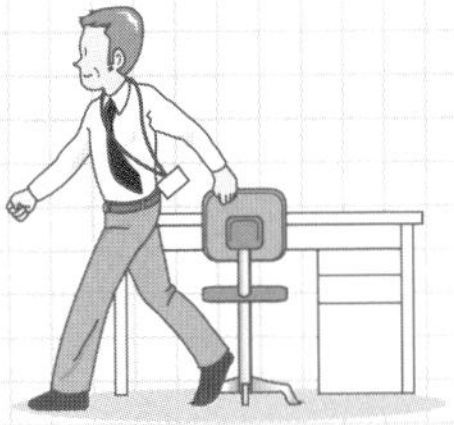

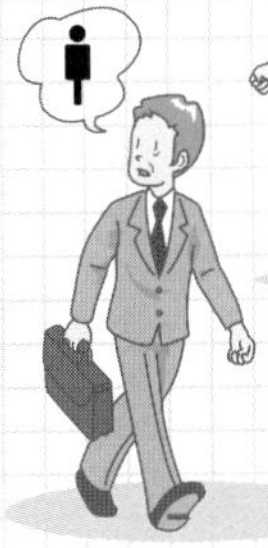

memo　マウンテンバイクや乗馬は前立腺を刺激する

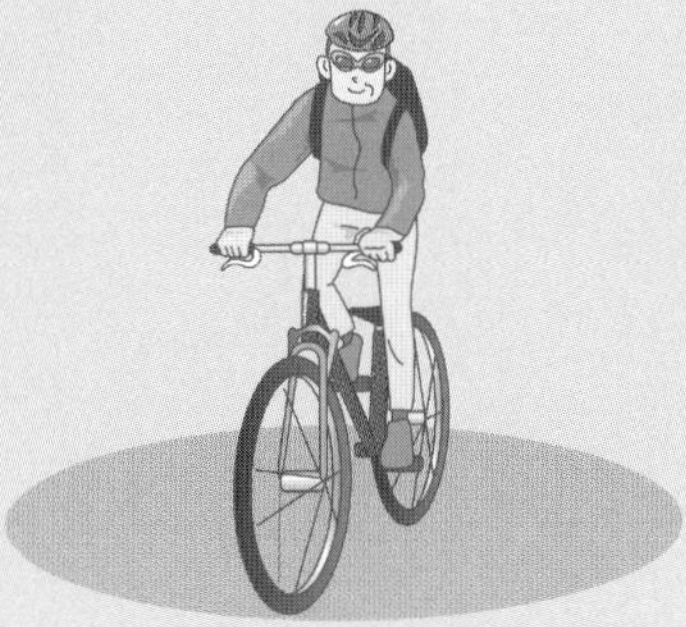

趣味として、マウンテンバイクや乗馬を楽しむ人もいます。しかし、サドルや馬の背にまたがって前立腺を刺激することは好ましくありません。治療直後1カ月くらいは避け、その後はどの程度の頻度で続けるか主治医と相談しながら楽しむようにしましょう。

コラム

パートナーと考えたい性生活のこと

治療の前からふたりで話し合うことが大切

治療後の性生活は、夫婦やパートナーにとって重要なファクターです。治療後に、妻は、「もうセックスはいい」と思っていても、患者さんは「再開させたい」と思っていたり、夫婦で「再開させたい」と思っても、患者さん自身の勃起機能がうまくいかなかったり。いろいろな問題が出てきて、ふたりの関係がぎくしゃくすることも珍しくありません。

性生活は、パートナーがいることで成立するものです。できれば、治療を選択する段階から話し合っておくのがベスト。「もうセックスはいい」「まだ楽しみたい」「勃起機能よりがん治療を優先したいけど、勃起機能を補助する対策を立てたい」など、夫婦の意見によって治療法も違ってきます。

また、陰茎プロステーシスや陰茎海綿体注射（152ページ参照）など、性行為の前に行うサポート法はパートナーの理解が不可欠です。

セックスができなくてもふれ合いを目的にすれば

前立腺がんの治療によっては、一生セックスができないという結果になることもあります。しかし、挿入して射精することだけがセックスではありません。ベッドの上で、会話しながら、お互いの体にふれ合うだけで気持ちが満たされれば、それも一つの愛の表現といえるのではないでしょうか。

デリケートな問題ですが、性の問題をおろそかにすると、パートナーのどちらかが不満な思いを一生かかえることにもなりかねません。前立腺がんになったことをきっかけに、今後高齢化していく中で、性生活も含めてどのような生活を送っていきたいか、全般的に見つめ直す作業をするいい機会かもしれません。

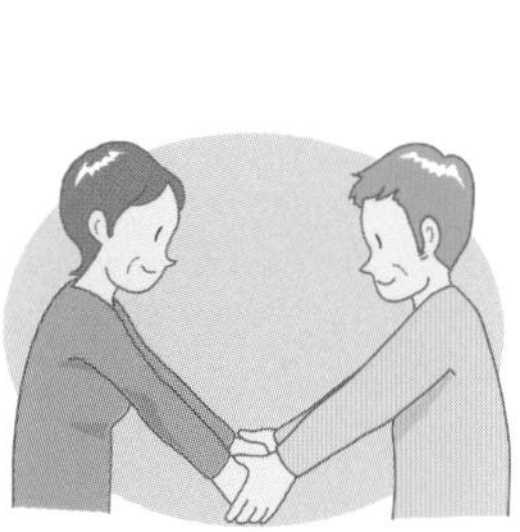

第7章

もっと知りたい前立腺がんのこと

家族へのアドバイスやがんの痛みなど、「前立腺がん」と言われたときに、多くの人が「気になること」としてあげる項目を網羅しています。

がん診療を連携するためのクリティカルパス

前立腺がん患者の一部に有効な地域連携クリティカルパス。今までの診療情報が書かれてあり、どのようながん治療をしてきたかが、かかりつけ医にもわかります。

がん治療をした病院と近所の開業医が連携

国民の2人に1人ががかかるといわれるがんに対し、その対策を推進する「がん対策基本法」という法律が施行されて、15年以上が経過しました。がんによる死亡を減らし、がん患者が十分な医療を受けられるように、日々対策が進んできているのです。

その一つとして、「地域医療連携手帳（がん地域連携クリティカルパス）」があるのをご存じでしょうか。これは、がんが発症した時期から、リハビリなどをする回復期まで、スムーズな治療を受けるための診療計画表です。

病状や障害の内容、日常生活評価などを主治医やリハビリスタッフ、看護師などが書き込み、治療が終わったあとに転医先に渡します。定期検診などで近所のかかりつけ医や医療機関などでみてもらうとき、がん地域連携クリティカルパスを提示すれば、患者さんの状況がわかるという仕組みです。

このような、がんの治療をする主要な病院と地域のかかりつけ医療施設による「がんの診療連携」は、5大がん（肺がん、胃がん、肝臓がん、大腸がん、乳がん）に対して整備することが、法律で義務づけられています。

そのシステムを、前立腺がんにも利用しようという試みが、東京都で行われています。前立腺がんは、血液検査でPSA値をはかれば再発が早期に発見できること、診療の経過が長期にわたること、治療法が多いことなどから、地域の医療機関で診療情報が共有できることは非常に大切なのです。

交付には、自己負担金が300~900円程度かかる

前立腺がんも対象にした東京都のクリティカルパスは、「東京都医療連携手帳」といいます。交付される前立腺がん患者は、前立腺全摘除術や放射線療法を受けた人と、ホルモン療法を受けている最中で、経過が落ち着いている人です。

連携している病院は、東京都内のがん診療連携拠点病院、東京都がん診療連携拠点病院、東京都がん診療連携協

力病院、国立がん研究センター中央病院および、地域のかかりつけ医療機関（内科、泌尿器科など）です。前立腺がんの治療を受けた病院で、「がん地域連携クリティカルパスの連携をしていて、自宅から通いやすい病院はどこですか？」と、聞いてみるとよいでしょう。病院から、がん地域連携クリティカルパスの交付には健康保険が適用され、自己負担額は300〜900円程度です。東京都のほかにも地域医療連携手帳がある地域があります。地域のがん診療連携拠点病院に問い合わせてみましょう。

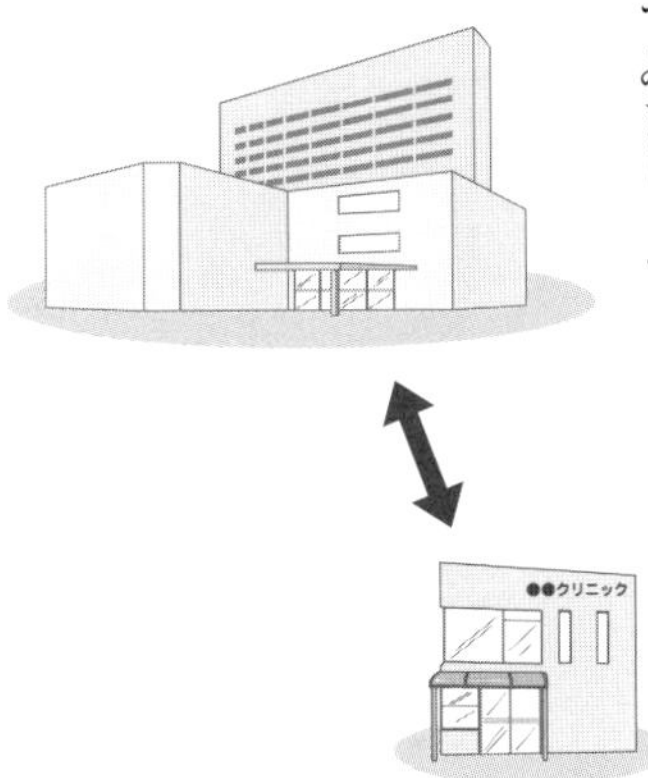

知っておきたい　東京都医療連携手帳（がん地域連携クリティカルパス）

定期検診のたびに、かかりつけ医に提示。PSA値を医師に書いてもらい、ほてり、排尿困難など副作用は自分で書き込みます。3カ月ごとにかかりつけ医で検診を受け、1年たったら前立腺がんの治療を行った専門病院で検診を受けるというスタンスを、毎年続けます。途中、かかりつけ医が異常を発見した場合、すぐに専門病院への受診を促すこともでき、前立腺がん再発の早期発見も可能に。

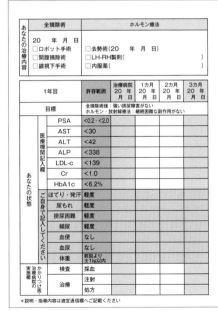

名前：＿＿＿＿＿＿＿＿　治療病院ID：＿＿＿＿＿＿＿＿

あなたの治療内容	全摘除術	ホルモン療法	放射線療法	治療病院への再受診の基準
	20　年　月　日 □ロボット手術 □開腹摘除術 □鏡視下手術	□去勢術（20　年　月　日） □LH-RH製剤（　　） □内服薬（　　）	20　年　月〜　月 □原体照射 □IMRT／SBRT □小線源 □重粒子線／陽子線	全摘除術後： PSA≧0.2または強い排尿障害 ホルモン療法中・放射線療法後： PSA≧2.0または強い副作用

1年目			許容範囲	治療病院 20　年 月　日	1カ月 20　年 月　日	2カ月 20　年 月　日	3カ月 20　年 月　日	4カ月 20　年 月　日	5カ月 20　年 月　日	6カ月 20　年 月　日	7カ月 20　年 月　日	8カ月 20　年 月　日	9カ月 20　年 月　日	10カ月 20　年 月　日	11カ月 20　年 月　日
目標			全摘除術後：強い排尿障害がない ホルモン・放射線療法：継続困難な副作用がない					全摘除術後：PSAが0.2未満で経過する ホルモン・放射線療法：PSAが2.0未満で経過する　その他のPSA検査基準：							
あなたの状態	医療機関記入欄	PSA	<0.2・<2.0												
		AST	<30												
		ALT	<42												
		ALP	<338												
		LDL-c	<139												
		Cr	<1.0												
		HbA1c	<6.2%												
	ご自身で記入してください	ほてり・発汗	軽度												
		尿もれ	軽度												
		排尿困難	軽度												
		頻尿	軽度												
		血便	なし												
		血尿	なし												
		体重	前回より±1kg以内												
かかりつけ医・治療病院の実施欄	検査		採血												
	治療		注射												
			処方												

＊説明・指導内容は適宜通信欄へご記載ください

★3カ月毎の水色（ピンク）の欄は必須です

治療病院の受診予約はお済ですか？　5年目以降の経過観察の方法について主治医と相談してください

家族へのアドバイス

家族の支えは、患者本人には不可欠です。しかし、家族の負担は精神的にも経済的にも大変です。家族は、がんとどのように向き合えばよいのでしょうか。

「いっしょにがんと闘う」と、言葉や態度で伝えて

前立腺がんといわれてショックなのは、本人はもちろん、家族も同様です。「自分たちは、どのように対処すればいいのだろう」「何に気を配ればいい？」という疑問や問題に直面し、とまどうことも多いでしょう。

病院の情報集め、病院の付き添い、検査日を忘れないように気を配る、検査結果を確認し合うなど、家族にできることはこまかいことにわたってたくさんあります。病気や治療のことばかりではなく、一家だんらんの時間を大切にしたり、趣味を手伝ったりして、本人が明るく過ごせるようにすることも家族ならではの配慮です。

何より、「私たちがついている、ひとりでかかえ込まないでいっしょにがんと向き合おう」といった気持ちを、言葉や態度で伝えてあげてください。病気はしばしば、本人を孤独にするものです。「何で自分だけこんな目に」と、自暴自棄になる人もいるでしょう。そのような気持ちを、払拭してあげることが大切です。

金銭面でも負担は大きい。第三者に相談も

特に前立腺がんの治療で患者さんが困ることの多くは、性機能障害や排尿障害の合併症といった、人に言いづらい繊細なものです。尿もれなどに悩んでいるようなら、パッドを用意しておくといった心配りをしてあげてください。性機能障害の問題は、治療の選択によって変わりますから、治療前に、性機能を温存するかどうかなど、夫婦の問題として話し合っておくといいでしょう。

闘病生活が続くと、家族の精神的負担が大きくなるのはもちろん、経済的にも大変になってきます。そのような気持ちを患者本人にいうこともできず、自分たちだけでかかえ込んでしまうこともあるかもしれません。疲れたときは、自分も休む時間をつくり、リフレッシュするように心がけてください。

精神面では、病院内の医療相談窓口

で話す、心療内科や精神科を受診する、金銭面ではソーシャルワーカー（32ページ参照）に相談することも一つの方法です。

要点check

◆ 家族ができること

・病気や病院の情報収集
・病院への付き添い
・検査日のチェック
・検査結果の確認
・家族の時間を大切にする
・「いっしょにがんばろう」という意思を本人に伝える
・排尿障害で困っていることをフォローしてあげる
・勃起障害（ED）に対して、治療前に話し合っておく

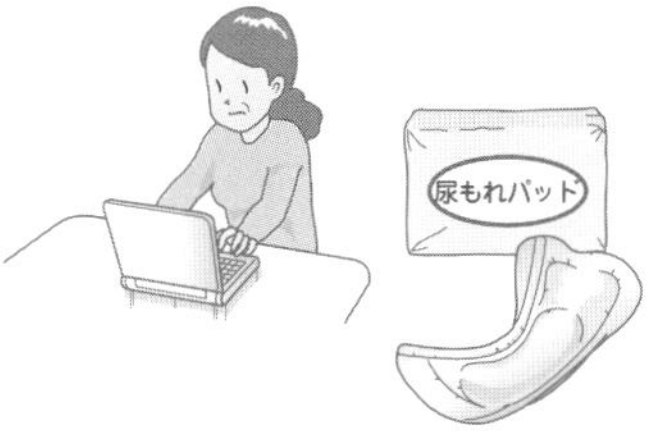

家族でも困ったりとまどうことが多い

・家族だけでかかえ込まないこと
・金銭面で悩んだら、ソーシャルワーカーに相談を
・精神面で負担が大きかったら、医療相談窓口を訪ねる、心療内科などを受診するという方法も

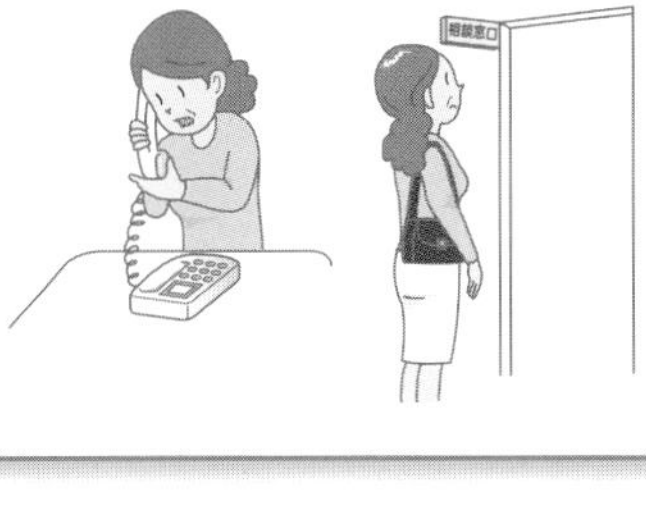

がんの痛みをとり除くために

がんの痛みが出てくることで、QOL（生活の質）が急激に低下します。痛みは、けっしてがまんすることはありません。とり除くための薬はさまざまあり、医療用として認可されているので安心して使えます。

痛みにより、食欲や体力・気力が落ちる

前立腺がんに限らず、がんの末期になると、ほとんどの人が中等度〜高度の痛みを感じます。特に再発時は、がんがある程度広がっていることが多く、痛みを伴うことが少なくありません。

前立腺がんにおいても進行すると、痛みを伴うことが多くあります。骨転移やリンパ節に転移している場合も、痛みが出るでしょう。

痛みが続くと、十分な睡眠がとれない、食欲も低下、ストレスで免疫力も落ちるなど、がんに立ち向かう体力や気力を消失させることがあります。がんの痛みをとる治療は、ある程度確立されています。がまんせず、主治医に「どこが」「どのように」痛いのかを具体的に伝えてください。

一般的には、モルヒネなどに代表される「医療用麻薬（オピオイド鎮痛薬）」が使われます。医療用麻薬とは、法律で医療用に使用が許可された麻薬のことです。医師の管理のもとに使用すれば、麻薬中毒や依存症になることはありません。また、モルヒネには極量（使用の上限）がないため、将来、増量できずに痛みがとれなくなる心配もないでしょう。しびれを伴うような症状には、「神経障害性疼痛」に有効な薬が処方されることもあります。痛みの治療は進んでいるので、あきらめずに主治医に相談してください。

参考　主治医に痛みを伝えるときは、こんな言葉で

●痛みの強さ
強い
中くらい
軽い

●痛みの経過や性質
いつから
どの部位に
どんな性質
（うずく、だるい、押さえつけられる、刺すような、ズキズキ、しびれる、キリキリ、ピリピリ、チクチクなど）
持続しているか、ときどきか
どんなときに悪化・軽くなるか

●痛みの影響
眠れない
食欲がわかない
不安になる
イライラする　など

緩和ケアを受けるとき

がん治療のほかに、医療行為として緩和ケアがあります。あらゆる専門スタッフがチームを組んで、痛みをとり除いたり、精神的ケアをしてくれます。

病気の治療よりも快適な生活を送るケアを

医療の中には、治療を優先するもののほかに、「緩和ケア（緩和医療）」があります。これは、がんと告知されたときのショックや不安や苦しみに対して、適切なサポートとケアをすることです。緩和ケアというと末期に行うというイメージがありますが、告知のときから始まるのが本来の姿です。

末期に行う緩和ケアは、患者さんとその家族が可能な限り快適な生活を送れるように、体と心の苦しみをやわらげます。

具体的には、医療スタッフが患者さんに寄り添い、痛みやだるさ、呼吸困難などのつらい症状をとり除きます。

前立腺がんに限らず、たいていのがん患者さんは、身体的苦痛のほかに、さまざまな苦痛を複数かかえているものです。

不安や恐怖などの精神的な痛み、経済的負担や家族の問題など社会的な痛み、「なぜ自分ががんになったのか」「自分の人生の意味はどのようなものだったのか」というスピリチュアルな（魂の）痛みといったものです。

したがって、主治医、看護師、ペインクリニック担当医師（麻酔科医師）、リハビリ担当医師、心療内科医、精神腫瘍科の医師、薬剤師、ソーシャルワーカーなど、スタッフの専門性を生かした対応で、あらゆる角度から患者さんを支えます。

最近では、このようなチームで緩和医療にあたる病院も増えてきました。全国のがん診療連携拠点病院（66ページ参照）には、「緩和ケアチーム」が配置され、今後さらに多くの医療機関に増えることが期待されています。

早い段階から行い痛みをとり除くことも

がんの痛みが激しい場合は、治療と並行して早い段階から受けることが本来の緩和ケアのあり方です。痛みがあるときは、がまんしないで、医師と相談して積極的に緩和ケアを受けることも一つの方法です。

コラム

ひとり暮らしで前立腺がんになったら

ひとり暮らしをしていても、患者さんは“孤独”ではありません。病院スタッフや家族、友人、そして社会福祉制度など、頼れる“何か”が必ずあります。

けっしてひとりで悩まず、病院スタッフなどに相談

患者さんの中には、ひとり暮らしの高齢者も少なくありません。そばに暮らす家族もなく、ある日突然「前立腺がんです」と伝えられたら、不安も倍増することでしょう。ひとりで何でも決断し、がんばろうとしないで、だれかに頼ることも大事です。医師や看護師に不安な気持ちを伝えてみるのもよいでしょう。そのほか、病院にいるソーシャルワーカー（社会福祉士）が、病気のこと以外にも医療費のことや社会福祉制度のことなど、多方面で相談に乗ってくれます。

患者さんの中には、「子どもにだけは迷惑をかけたくない」という人も少なくありません。しかし、70～80代になっても検診に通院し続けることを考えると、家族の手助けが必要な時期もやってくるでしょう。そのようなときに備えて、家族には事前に相談しておくことをおすすめします。頼れる家族のない人は、親しい友人にだけでも打ち明けて、協力してもらえる態勢をととのえておくのも一つの方法です。

生活保護など福祉制度を利用することも考えて

医療費を支払ったら生活費がなくなってしまうなど、闘病中や療養中の生活に困ったら「生活保護」を受けることも考えられます。規定された最低生活費より収入が少ない場合、医療扶助、介護扶助、教育扶助などの費用の援助やサービスが受けられます。申請件数が急増しているために簡単に申請が通らない場合もあります。主治医の見解を添えると、スムーズに対応してもらえるかもしれません。

生活保護の問い合わせ・申請の窓口は、市区町村の福祉事務所です。

また、療養のための資金に困った人のために「生活福祉資金貸付制度」があります。療養に必要な資金をほかから借りるのが困難な低所得者世帯、身体障害者手帳の交付を受けた人などがいる障害者世帯、65歳以上の高齢者がいる世帯を対象として、生活支援費などを貸してくれます（貸付限度額あり）。問い合わせ・申し込み先は市区町村の社会福祉協議会です。貸し付けは審査のうえ決定されます。

前立腺がんを理解するために役立つ用語

●あ

アブスコパル効果

放射線療法で原発巣であるがんを攻撃すると、放射線照射をしていない離れた転移がんまで小さくなる現象。がん細胞に対する免疫反応と考えられている。放射線照射でがん細胞を破壊すると、がん組織からがん抗原がもれ出す。そのがん抗原によって活性化された細胞傷害性リンパ球が、遠く離れて転移したがん細胞をさがし出して攻撃するといわれる。

インフォームドコンセント

医師から治療法などについて十分な説明を受けたうえで、患者が納得して同意すること。「説明と同意」とも訳される。医師は検査や治療法について、メリットだけでなくデメリットやリスクも説明する義務がある。患者は自由に質問して、知る権利とともに拒否する権利も持ち、同意を撤回することもできる。患者が自主的に判断して決定することが、最も重要とされる。

MRI検査

人体の磁気共鳴作用を利用し、体に電磁波を当ててコンピュータにより断面図で画像化する検査。T2強調画像のほか、拡散強調画像、ダイナミック造影像など、1台で複数の撮影ができるようになった。そのため、あらゆる角度からがん細胞をとらえることが可能になり、早期がんの発見にも役立っている。

オリゴ転移

転移数が1～5個にとどまっている状態で、「転移なし」と「広範囲に転移」の間というイメージ。「オリゴメタスタシス」ともいう。通常、転移がある場合には全身療法が行われる。しかしオリゴ転移の場合、局所療法と組み合わせることで、根治や予後の延長が期待される。

●か

化学療法

化学物質を用いてがん細胞の分裂を抑え、がんを小さくすることを目的とした治療法。化学物質の一つが抗がん剤である。手術療法や放射線療法と組み合わせて、「集学的治療」として行われる。前立腺がんでは、転移・再燃している場合の治療法として採用される。使用する抗がん剤によって違うが、吐きけ、嘔吐、下痢、脱毛といった副作用が出ることも。

かかりつけ医

日常的な診療や健康管理などの相談に応じてくれる、地域の医師。がんの専門的な治療を行う主治医や病院と、かかりつけ医が連携して、患者と家族を支える「地域医療連携」の仕組みがととのっている。

合併症

ある病気が原因となって起こる、または手術・検査後に起こる別の病気や症状のこと。前立腺がんの場合、前立腺全摘除術の合併症は、尿もれや性機能障害など。放射線療法は、頻尿、排尿障害、治療後半年以降に出現する直腸出血や血尿などが見られる可能性がある。

寡分割照射

放射線療法において、通常分割照射と比較して1回の線量を増やし、照射回数を少なくしたもの。治療成績はほぼ変わらないため、前立腺がんでは多くの病院で採用されている。通常分割照射で40回必要とされた場合、寡分割照射では20回ほどに減らすことができる。通院負担や経済的負担の軽減など、メリットは多い。

間欠的ホルモン療法

前立腺がんの治療法の一つ。一定期間ホルモン療法を行い、その後は投薬を中止するサイクルを繰り返すこと。患者の身体的負担が少なく、経済的負担も軽くなる。ホルモン療法の副作用となる性機能障害や骨粗しょう症、貧血なども軽減できる。特に放射線療法などの根治治療のあと再発した場合、メリットが大きいとされている。

監視療法

早期の前立腺がんと診断された人が対象で、あえて治療をしないで当面は経過を観察するという治療法。「何も治療をしない」ことではなく、定期的にPSA検査値をはかる、再生検をするなどして、徹底した監視のもとで行われる。過剰治療を避け、合併症のリスクを回避できるメリットがある。

がん診療連携拠点病院

がん対策基本法（2006年制定）にもとづいて、厚生労働大臣が指定した施設。「がん拠点病院」ともいわれる。がん医療の地域格差をなくし、全国どこでも一定レベル以上の、質の高いがん医療を提供するために設置された。「都道府県がん診療連携拠点病院」「地域がん診療連携拠点病院」がある。そのほか、2014年から特定のがんに診療実績がある「特定領域がん診療連携拠点病院」、拠点病院のない二次医療圏での「地域がん診療病院」が新設されている。

がん性疼痛

痛みの種類には、がん自体によるもの、治療によるもの、転移によるものなどがある。前立腺がんでは、骨やリンパ節に転移すると、多くの患者が痛みを経験するといわれる。現在、痛みの治療は進んでおり、モルヒネに代表される「医療用麻薬（オピオイド鎮痛薬）」を使って痛みをコントロールできるようになっている。

がん相談支援センター

全国のがん診療連携拠点病院に設置されている「がんの相談窓口」。医療機関によって、「医療相談室」「がん相談支援室」「よろず相談室」など、名称が違う。治療、療養生活、お金、心の問題、社会制度など、がんに関することを何でも相談できる。患者や家族、がん診療連携拠点病院で診療を受けていない人も含め、だれでも相談が可能。がん専門の相談員として研修を受けた看護師、ソーシャルワーカーなどが担当する。

緩和ケア

がんをはじめ、命を脅かす病気によって起こる痛みやさまざまな苦痛をコントロールし、ＱＯＬ（生活の質）を高めるケアのこと。がんによる身体的な痛みだけでなく、不安や恐怖などの精神的な痛み、仕事や経済的な痛み、生きる意味などを問うスピリチュアルな痛みに対するケアを行う。かつては治る見込みのない人に対する医療とされていたが、ＷＨＯでは、「疾患の早期より行う」と定義し、日本でもがん治療の初期段階からの実施を提唱している。

ＱＯＬ

「生活の質」「人生の質」を意味する言葉で、「クオリティ・オブ・ライフ」の略。病気や治療の副作用などによって、身体的・精神的に生活の質に変化が起こることがある。治療法を選ぶときは、がんの根治性や治療効果だけでなく、患者自身が納得できる生活の質を保つことを考慮する必要がある。

去勢抵抗性前立腺がん

ホルモン療法が効かなくなり、再び病状が悪化した状態。男性ホルモンの分泌を抑えるホルモン療法は、一時的にがん細胞の増殖を抑えても、抵抗力をつけたがん細胞が増えていき、やがて効かなくなる。その期間は2～10年ほどといわれている。

グリソンスコア

前立腺がんの悪性度をあらわすために、国際的に用いられる指標。前立腺生検で採取した組織を顕微鏡で検査し、判断する。悪性度をパターン（またはグレード）1～5に分類し、「1」は正常に近いがんで、「5」は最も悪性度の高いがんを示す。1番目と2番目に多い病変から、その数値の合計で悪性度を判定する。

クリティカルパス

入院から手術・退院までの流れを、わかりやすく図表で示した治療計画表。入院中、いつどのような検査を行うのかといったスケジュール、食事や服薬の注意点などが記され、入院後のオリエンテーションでは、これにもとづいて説明される。医療チームも同様の計画表を見て患者の治療やケアを行い、患者と医師が情報を共有するための大事なツール。

グレードグループ分類

「グリソンスコア」とは別の、2013年に提唱された悪性度の評価法。グリソンスコアをもとにして、悪性度を「1～5」に設定。数値が増すごとに悪性度が高くなる。

経直腸超音波融合前立腺生検

事前にMRI画像でがんの位置を確認し、超音波画像を重ね合わせて行う針生検。超音波画像だけを見ながら行う従来の針生検では、前立腺をとらえにくく、病変部をねらって針を刺すことがむずかしかった。経直腸超音波融合前立腺生検は、MRIで生検の針を刺すべき場所を把握。効率よくがんが疑われる場所から細胞を採取でき、患者の身体的な負担も軽減させる。

原発巣

最初に発生した病変部で、「がん細胞のかたまり（腫瘍）」のこと。がん細胞は、遺伝子に異常が起きて発生し、分裂・増殖して周りの組織に浸潤する。さらに血液やリンパの流れに乗って別の場所に増殖し、広がっていく。治療方針を立てるためには、原発巣を見きわめることが重要となる。

抗がん剤

がん細胞に作用する薬。細胞の増殖を邪魔したり、遺伝子にダメージを与えたりすることによってがん細胞を死滅させ、がんが大きくなることを抑える働きがある。抗がん剤を使った治療法を、「化学療法」という。前立腺がんでは、ホルモン療法が効かなくなり、がんが再燃したあとに用いられる。

骨シンチグラフィー

骨にできたがん病巣に集まるアイソトープという放射性同位元素を、静脈に注射もしくは点滴したあと、撮影をする検査。がんのある部分にはアイソトープが集まり、黒く映し出されることで転移がわかる。ただし、これだけで正確な診断はできず、CTやMRI検査などを組み合わせて総合的に判断することが必要。

根治

病気が完全に治って、病院で治療しなくてよくなった状態。「治癒」「完治」ともいう。がんの場合、治療によって消えたと思ったがんが再び増殖する「再発」「再燃」、血液やリンパ液によってがん細胞が運ばれ、遠く離れた臓器に病巣をつくる「転移」が起こる場合がある。再発・再燃・転移が起こらず、回復したと判断されたときに「根治」という。治療後10年間、体調の変化が起こらないことが根治の目安の一つ。

コンパニオン診断

特定の治療薬が患者に効果があるかを確認するため、治療する前に事前に行う検査。遺伝子検査により、使用したい薬の効果に関連する一つの遺伝子変異の有無を調べる。患者に遺伝子変異があれば、使用したい薬の効果が期待でき、逆に変異がなければ別の治療法を選択する判断ができる。

●さ

再燃

病気が完全に治ったわけでなく、病状がいったんおさまったあとに同じような病状があらわれること。がんの場合、最初の治療でがんがとり切れず、残っていたがんが再び増殖し始めた場合をさす。

再発

治療によって消えたと思ったがんが、再び増殖してくること。手術でがんを切除した場所の近くに起こる場合と、遠く離れた臓器に運ばれて病巣をつくる場合がある。がんは治ったかどうかの判定がむずかしく、2～3カ月で再発することもあり、再発と再燃の区別がしにくい。

CT検査

「CT」とは、コンピュータ断層撮影の英語の略で、X線を使って体の断面を画像化する検査のこと。病気の診断や、進行状態を確認するために行う。コンピュータで処理することにより1㎝から数㎜間隔の体の輪切りの画像が得られる。がんのリンパ節への転移や、周辺組織への広がりなどを調べるのに有効。

10年生存率

診断から一定期間後に生存している確率を「生存率」と呼び、通常は％で示される。がん患者の生存率は、治療効果を判定する重要かつ客観的な指標となる。診断からの期間によって生存率は異なり、5年生存率がよく用いられ、根治の一つの目安となっている。ただし、前立腺がん、乳がん、大腸がん、腎がんといった進行の遅いがんは5年以降に再発することがあるため、10年で比較する「10年生存率」も一つの指標となる。

腫瘍

体の細胞が異常に増殖して、かたまりになったもの。腫瘍には「良性」「悪性」がある。良性は、いぼ、ポリープなどで、周囲の細胞を破壊したり転移したりはしない。悪性は増殖し、周囲の正常な組織の中に入り込みながら広がり、ほかの臓器にも悪影響を及ぼす。がんは、この悪性腫瘍のことで、「悪性新生物」とも呼ばれる。

腫瘍マーカー

体の中に腫瘍ができると、腫瘍細胞がつくり出す物質や、腫瘍に反応して体がつくり出す物質が増えてくる。血液中にどのくらいこれらの物質が入っているか、濃度を指標にしたものが「腫瘍マーカー」。がん細胞の目印となり、がんの有無、大きさや広がりの変化を知る目安となる。ただし、腫瘍マーカーの数値が高いからといって、がんであるとは限らない。がん以外の病気でも数値は高くなることがある。

小線源療法

小さな放射線源（シード線源）を、治療が必要な臓器に挿入して行う放射線療法。前立腺がんは前立腺内のあちこちに存在する可能性があるため、前立腺全体に放射線が行き渡るように、まんべんなく埋め込む。1年後にはほとんど照射されなくなり、挿入したままで問題はない。

神経温存術

前立腺全摘除術による勃起障害（ＥＤ）を避けるため、勃起神経を残して行う手術。勃起神経とともにがん細胞もとり残す可能性があるので、パートナーや主治医とよく相談しながら判断する必要がある。

進行がん

手術などで切除することがむずかしいほど、病状が進んだがん。早期がんに比べて、がんが進んだ状態をさすこともある。前立腺がんの場合、がんが前立腺の被膜を越えて広がる、リンパ節や骨などに転移しているといった状態をさす。

人工尿道括約筋

尿道括約筋の代替をするシリコン製の機器。尿もれは、ＱＯＬ（生活の質）を著しく低下させる症状の一つ。中等度から重度の尿もれに対して、人工尿道括約筋を体内へ埋め込む手術をすることで、排尿をコントロールできる。前立腺全摘除術のあと多くは尿もれを経験するが、たいてい改善される。1～2年ほどたっても改善されない場合、人工尿道括約筋の埋め込み術を検討する。

浸潤

がんが、発生した場所や周りの臓器の組織内部の深くまで広がること。

診療情報提供書

主治医が、ほかの医師へ患者を紹介するときに発行する書類。「紹介状」ともいう。症状や診断、治療の内容など、これまでの診療の情報が記載されている。特定機能病院（高度の医療技術を提供するといった要件を満たした医療機関。厚生労働大臣が承認した施設）を受診するときに診療情報提供書がない場合は、初診料に特定療養費が加算される。

性機能障害

勃起障害が起こったり、射精ができなくなったりすること。前立腺がんの手術療法、放射線療法、ホルモン療法を行った場合、性機能障害が合併症や副作用としてあらわれることがある。

生検

病変部の組織の一部を採取して顕微鏡で調べ、病気の確定診断をするための検査。「病理組織検査」「組織診検査」ともいわれ、針で組織を採取する場合は「針生検」ともいう。細胞レベルではなく組織に対する検査のため、精度が高く、がんの最終的な診断のために重要。

セカンドオピニオン

診断や治療方針などについて、主治医以外の専門医に意見を聞くこと。主治医からの説明で不安や疑問があるときや、選択肢を広げて納得して治療を受けるために利用したい制度。ただし、セカンドオピニオンを受ける費用は自費となり、医師は意見を述べるだけで診療はしない。

前立腺全摘除術

前立腺がんの治療の中で、根治療法の一つ。開腹により前立腺を摘出する手術で、早期がんであれば、優先される治療法。切除するのは前立腺のほか、精嚢、精管の一部、膀胱頸部の一部で、それらに関連したリンパ節も対象となることがある。

前立腺肥大症

前立腺が大きくなり尿道が細くなることで、頻尿や残尿感など、排尿トラブルが多く見られる病気。前立腺の代表的な病気の一つで、前立腺がんと比較されることが多い。前立腺の肥大は加齢により高頻度に起こる現象だが、人によって肥大が進んで症状があらわれ、前立腺肥大症と診断される。

早期がん

がんの進行過程で最も早い段階のがん。一般的に、ごく小さいがん、浸潤していないがん、転移していないがんなどをさす。

ソーシャルワーカー

社会生活で困っていることや悩みの相談を受け、専門知識や情報を活用していっしょに考え支援してくれるアドバイザー。がん相談支援センターに、常駐している。治療に関する不安や疑問、体や心の問題、お金の不安まで、さまざまな相談に乗ってくれる。

た

代替療法

手術療法や放射線療法、ホルモン療法など、医学的根拠にもとづく医療ではない療法。ほとんどは、体が本来持っている自然治癒力を高めることで、病気に打ち勝つ体づくりを目的としている。しかし、本当に効きめがあるかどうか、科学的根拠にもとづいたデータはない。

超音波検査

体に超音波プローブを当てて、臓器からはね返る超音波を画像として読みとる検査。がんのある場所、がんの形や大きさ、がんの周辺臓器の様子などがわかる。痛みや放射線による被曝の心配がなく、体への負担が少ない。

直腸診

医師が、肛門から直腸に指を挿入する検査で、前立腺がんの検査の一つ。前立腺は直腸のすぐ横にあるため、肛門から指を入れると前立腺の背面にふれることができ、前立腺の状態がわかる。直腸診に緊張する患者は多いが、見た目ほど痛みはないので、リラックスして受けること。

転移

がんが最初に発生した場所から、ほか

の臓器や組織に広がった状態。がんが転移する主なルートは血管とリンパ管であり、血液やリンパ液の流れに乗って、がん細胞が移動し離れた場所へ定着していく。

転移巣

最初にがんが発生したところを「原発巣」というのに対し、転移したところを「転移巣」という。

トリプレット療法

3つの方法や薬の投与を並行して行い、効果を高める治療法。ホルモン療法をしていない場合の、転移のある前立腺がんを対象に行われている。

●な

尿もれ

自分が排尿しようと思う場所以外で、尿が出てしまう状態。せきやくしゃみなどで腹部に力が加わる「腹圧性尿失禁」が代表的。前立腺がんの治療の合併症として、尿もれに悩む人は少なくない。多くの場合、治療薬や骨盤底筋体操、ケアアイテムを使って対処できる。

●は

ハイドロゲルスペーサー

前立腺と直腸の間に留置する、ゲル状の物質。放射線療法は前立腺がんの根治療法の一つだが、前立腺に隣接している直腸にも放射線が当たってしまい、下血、下痢、排便回数増加といった直腸への影響が出ることがある。それらを避けるため、前立腺と直腸の間を離し、直腸への被曝を低減させることが目的。

BRCA1／2遺伝子変異

BRCA1／2遺伝子は、だれもが持っている遺伝子の一つ。DNAの傷を修復して、細胞のがん化を抑える働きがある。BRCA1／2遺伝子に病的な変異があり、働きが失われた状態をBRCA1／2遺伝子変異という。乳がん、卵巣がん、前立腺がん、膵がんなどの発生に関係している。

PSA検査

前立腺がんを発見するために有効な検査。腕から血液を採取するだけで簡単にすむ。血液中のPSAという腫瘍マーカーの数値が高いと、前立腺がんの疑いがある。自治体や会社の定期健診では必須ではないところが多いので、50歳を過ぎたら受けるようにしたい。

病期（ステージ）

どの程度、がんが進んでいるかという進行度。判定するための基準として「病期分類」があり、「がんの深達度」「リンパ節転移の程度」「遠く離れた臓器への転移の有無」といった角度から、がんの進行を段階づける。前立腺がんの場合、「TNM分類」がある。

標準治療

科学的根拠にもとづいて、最も効果が高く安全性が認められている治療法。標準治療をベースに、体の状態、年齢、患者や家族の希望などを含めて検討。そのうえで主治医ともよく話し合い治療法を決めることが、がん治療では欠かせない。

腹腔鏡手術

腹腔鏡という内視鏡（カメラ）を使って行う手術。腹部に数カ所の小さな穴を開け、特殊な手術器具や腹腔鏡を挿入。実際の作業は内視鏡の画像をモニターで見ながら行い、体外から手術器具を操作する。前立腺全摘除術では、前立腺や精嚢などを摘出する。

ブルークローバー・キャンペーン

NPO法人の前立腺がん啓発推進実行委員会が運営している活動。前立腺がんの、早期発見と治療の大切さを伝えることを目的としている。ホームページでは、「知りたい　治したい　前立腺がん」と題した啓発パンフレットを公開しており、さまざまな情報を知るのに役立つ。

分子標的薬

病気にかかわる特定の分子の働きを阻害する薬。がんの場合、がん細胞が増殖したり、栄養を得るために新しい血管をつくったりするときには、特定の分子（タンパク質）が働く。その分子を標的として阻害し、増殖や新しい血管ができるのを抑える効果がある。

放射線療法

放射線を体外または体内から病巣に照射したり、放射性物質を含む薬剤を投与したりすることで、がん細胞を死滅させる治療法。放射線には、細胞のDNAを傷つけ、死滅させる作用がある。正常細胞も傷つけるリスクがあるが、がんにのみ高い放射線量を当てる照射法も開発され、がん治療で大きな効果を発揮するようになった。

勃起障害（ED）

まったく勃起しないことだけでなく、性交を行うときに十分に勃起しない、勃起する持続時間が短いなどの状態も含まれる。前立腺がんの治療による合併症の一つ。

●ま

免疫チェックポイント阻害薬

がん細胞によって抑えられていた免疫機能を、再び活性化させる薬。メラノーマ（悪性黒色腫）や胃がん、大腸がんなどで有効性が確かめられているが、前立腺がんでは有効性を証明した臨床試験は報告されていない。

免疫療法

人間のもともと持っている免疫力を、ワクチンなどで人為的に高める治療法。手術療法、放射線療法、化学療法に次ぐ「第4のがん治療法」ともいわれる。患者の血液からリンパ球をとり出し、薬剤などを使って大量に増殖・活性化させて再び体内へ戻す「活性化リンパ球療法」など、さまざまな種類があるが、効果について明らかなデータはない。

モルヒネ

医療用麻薬（オピオイド鎮痛薬）の一つ。がんなどの痛みの治療に用いられる。医療用麻薬は法律で医療用に使用が許可されている麻薬なので、中毒や依存症になることはない。量を増やしても問題ないので、痛みをがまんしないで。

●や

予後

医学的な見通しのことだが、確実ではない。「どのくらい生きられるか」という「生命予後」の意味で使われる。一方で、重い後遺症が残るか、普通の生活に近い日常が送れるかといったことも含まれる。

●ら

罹患率

ある病気について、一定期間にどれだけその病気にかかったかを示す指標。「人口10万人のうち何人がその病気にかかったか」で表現されることが多い。がんについては、がん全体、種類ごとの罹患率が、厚生労働省から毎年公表されている。

臨床試験

開発中の治療法に対して、患者に被験者になってもらい、安全性や有効性を検討するもの。国から「薬」としての承認を受けるために実施される試験を「治験」といい、これも臨床試験に含まれる。

リンパ節郭清

がんの手術の際、病巣部だけでなく、がんの周辺のリンパ節も同時に切除すること。リンパ節は、体じゅうにめぐるリンパ管の途中にある器官。がんはリンパ管を通って全身に広がるため、転移している可能性のあるリンパ節を切除して、遠くのリンパ節や臓器への転移を防ぐ。

リンパ浮腫

リンパ液の流れが悪くなることで、むくみなどの症状が起こった状態。前立腺がんの場合、前立腺全摘除術・放射線療法後に起こる可能性がある。下肢や外陰部に見られることが多く、太もものつけ根が重い、歩きにくい、排尿困難といったトラブルに悩むことも。

ロボット支援腹腔鏡下前立腺全摘除術

手術支援ロボットを使って、前立腺をすべて切りとり摘出する手術。手術を行う医師は、遠隔操作機器の前で3D画像を見ながら手指と足でロボットアームを動かし、切開や縫合などを行う。コンピュータを組み込んだ精密機器で、手術の安全性・確実性をより高めることができる。

さ行

た行

索引

著者紹介

赤倉功一郎（あかくら こういちろう）

JCHO東京新宿メディカルセンター副院長・泌尿器科部長。
1984年、千葉大学医学部卒業。千葉大学大学院医学研究科博士課程修了後、同大学医学部附属病院泌尿器科、カナダ留学、千葉大学助教授をへて、現職。日本泌尿器科学会専門医・指導医、カナダ・ブリティッシュコロンビア州臨時医師免許取得。

資料提供／**井上　泰**（元JCHO東京新宿メディカルセンター）
執筆協力／**廣田彰男**（広田内科クリニック）

編集まとめ／内藤綾子

装丁／川村哲司（atmosphere ltd.）
装画／山本啓太
本文イラスト／シママスミ　福留鉄夫
本文デザイン／植田尚子
本文レイアウト／鈴木庸子（主婦の友社）
編集担当／平野麻衣子（主婦の友社）

本書は2018年刊行の『前立腺がん』に新規の内容を加え改訂したものです。

前立腺がん

2023年12月31日　第1刷発行

著　者　赤倉功一郎（あかくらこういちろう）
発行者　平野健一
発行所　株式会社主婦の友社
〒141-0021　東京都品川区上大崎3-1-1 目黒セントラルスクエア
電話 03-5280-7537（内容・不良品等のお問い合わせ）
049-259-1236（販売）
印刷所　大日本印刷株式会社